専門医ママが教える！

子どものアレルギーケア

岸本久美子
アレルギー専門医／呼吸器専門医

CROSSMEDIA PUBLISHING

はじめに　一人でも多くの子どもをアレルギーマーチから守る

アレルギー疾患を発症する子どもの数は年々増加傾向にあります。東京都の調査によると、約4割の子どもは3歳までになんらかのアレルギー疾患と診断されています。

アレルギー疾患はほとんどが小児期（0〜12歳）に発症しますが、アレルギー体質の子どものなかには、乳児期のアトピーや食物アレルギーをはじまりとし、幼児期にぜんそく、学童期に花粉症など、成長に伴って次々と異なる疾患を発症することがあります。これを音楽隊の行進（マーチ）になぞらえて、「アレルギーマーチ」と呼びます。

この本を手にとってくださった読者の多くは、お子さんになんらかのアレルギー疾患がある方だと思います。お子さんのアレルギーマーチを防ぐためには、できるだけ早い段階で適切な診断・治療を受け、いまある症状をコントロールしながら、別のアレルギー疾患の発症を食い止めることが大切です。小児アレルギーの現場では、アレルギーマーチをいかに予防するかが重要課題になっています。

アレルギー疾患は医師の指示通りに治療したからといって、すぐに治る病気ではありません。長期間にわたって通院・治療が続いたり、症状が軽快・消失したあとも、何かのきっかけで再び悪化することもあります。すぐにはよくならないからこそ、親御さんの多くは、「このまま同じ治療を続けていいの？」「薬の副作用は大丈夫？」「もっとよい治療法があるのでは？」など、疑問や不安を抱えています。また、クリニックや病院の診療時間内では、十分な説明を受けられないこともあり、インターネット上の誤った情報に振り回され、過度にストレスを抱え込んでしまう方もいます。

でも、そんなに心配しなくても大丈夫です。適切な治療を続けていけば、きっとよくなります。大切なのは、アレルギーに関する正しい知識を知り、過度に恐れないことです。そして、ご家庭での正しいケアの方法を知り、できる範囲で実践することです。そのために本書を活用してほしいと思っています。

私は呼吸器内科、アレルギー科の専門医として大学病院で診療してきた経験を活かし、小児から大人まで一貫して寄り添える医療を実現したいと思い、２０１８年に東京都品川区でクリニックを開業しました。クリニックには小児科専門医をはじめ、複数の専門医が在籍し、せきや息切れ、長引くぜんそく、アトピー、食物アレルギー、花粉症などの診療を得意としています。患者さんのなかには、アレルギー疾患がなかなかよくならず、わざわざ遠方から来院してくださる方もいます。

本書では、私の専門医としての知識や子育て経験を踏まえながら、「もし、自分の子どもがアレルギーだったら……」という視点に立って解説することを心がけました。アレルギーの予防に効果的な正しいスキンケアの方法（体の洗い方、保湿剤やステロイド外用薬の塗り方）、ぜんそくの吸入器の使い方など、文章だけでは伝わりにくい部分はイラストや図解で補足しています。忙しい育児やお仕事の合間に気軽に読んでもらえたら嬉しく思います。

この本が皆さんの疑問や不安をひとつでも多く解消し、親子でポジティブに学びながら、アレルギー疾患を上手に乗り超えるための一助になることを願っています。

岸本久美子

第1章

アトピー

疾患別の正しい知識とおうちケア①

第2章

疾患別の正しい知識とおうちケア②

食物アレルギー

第3章

疾患別の正しい知識とおうちケア③

ぜんそく

序章

うちの子のアレルギーはどうすればよくなるの？

岸本久美子

アレルギー専門医／呼吸器専門医
ハピコワクリニック五反田院長

子どもの約4割はアレルギー疾患

アレルギーは小児期に発症する

アトピーや食物アレルギー、ぜんそく、花粉症など、アレルギー疾患を抱える人は年々増加傾向にあり、日本人の2人に1人はなんらかのアレルギー疾患だと推測されています。

アレルギー疾患は大人よりも子どもに多く、ほとんどが小児期（0～12歳）に発症します。東京都が2019年に行った「3歳児全都調査」によれば、**3歳までになんらかのアレルギー疾患があると診断された子どもは38・1%でした。**疾患別に見ると、「食物アレルギー（14・9%）」「じんましん（12・6%）」「アトピー性皮膚炎（11・3%）」「アレルギー性鼻炎（8・6%）」「ぜん息（7・9%）」の順に多くなっています（図表0-1）。

最近の特徴としては、これらの発症が少しずつ低年齢化していることです。複数のアレルギー疾患を同時にあわせ持っているケースも少なくありません。

図表0-1　3歳までにアレルギー疾患と診断された子どもの割合

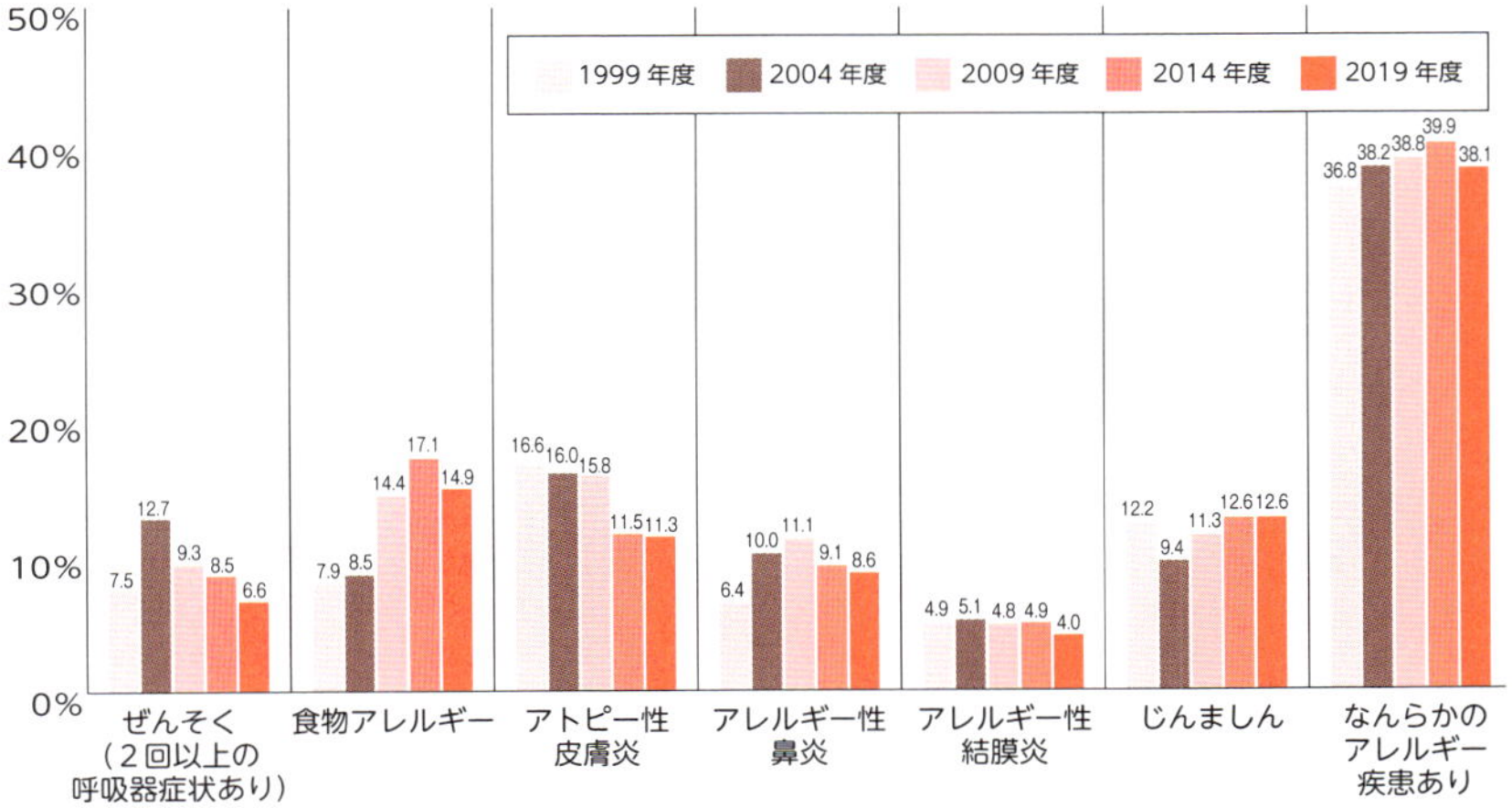

出典：東京都健康安全研究センター「アレルギー疾患に関する3歳児全都調査（令和元年度）報告書」をもとに作成

身近な病気と考え、落ち込まない

お子さんがアレルギーだと、「自分の悪い部分が遺伝してしまった」と悩む方もいます。しかし、これだけ多くの人が持っている身近な病気であることを考えれば、過度に落ち込む必要はありません。

治療法も進歩していますし、ほとんどは思春期までに寛解《かんかい》（治癒まではいかないものの、症状や検査異常が消失した状態）します。「きっとよくなる」と信じて、肩の力を抜いて上手につきあっていきましょう。**小児期にアレルギーがあったからといって、成長・発達に影響しないことがほとんどです。**

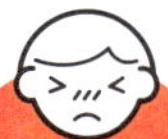

アレルギーになる人が増えているのはなぜ？

衛生仮説とライフスタイルの変化

では、アレルギーになる人が増えているのはどうしてでしょうか。

理由は諸説ありますが、「衛生仮説」が有名です。衛生仮説は１９８０年代後半に英国ロンドン大学のデビッド・ストラチャン博士が提唱しました。簡単に説明すると、**衛生環境が改善され、乳幼児期に細菌・ウイルスに感染する機会が減ったため、免疫系の発達に影響を及ぼし、アレルギー疾患を発症しやすくなった**という説です。

衛生仮説は、Ｔｈ１（Ｔヘルパー１）細胞とＴｈ２（Ｔヘルパー２）細胞のバランスを重視しています。Ｔｈ１細胞とＴｈ２細胞は、免疫機能を維持するために重要な役割を担うリンパ球の一種で、Ｔｈ１細胞は細菌やウイルス、Ｔｈ２細胞は寄生虫に対する免疫・防御機構を担っています。

私たちはＴｈ２細胞優位の状態で生まれてきます。その後、さまざまな細菌やウイ

図表0-2　衛生仮説におけるTh1細胞とTh2細胞のバランス

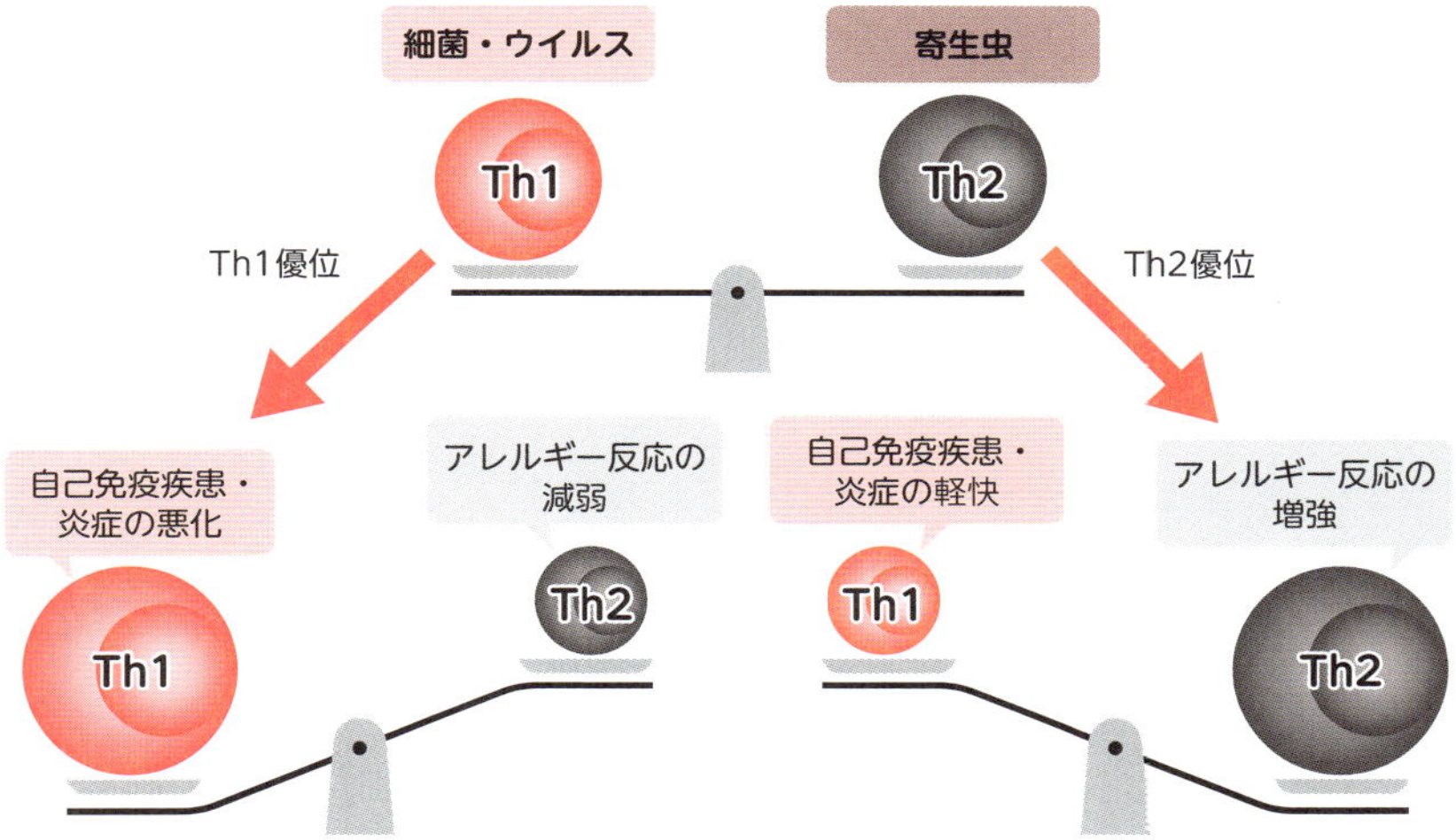

ルスに感染することでＴｈ１細胞の数や機能が高まり、Ｔｈ２細胞優位の状態が是正され、免疫系のバランスがとれるようになっていきます（図表0-2）。

ところが、清潔な環境で過ごし、細菌・ウイルスの感染を受ける機会が減ると、免疫系のバランスが是正されません。そのため、アレルギーの発症を引き起こしやすくなったというのが、衛生仮説の理論です。

ほかにも、アレルギーになる人が増えた理由としては、住環境の気密性が高まって空気の循環が悪くなり、アレルゲン（アレルギーの原因となる物質）が外に排出されにくくなったこと、大気汚染物質（黄砂やＰＭ２・５、排気ガスなど）の濃度上昇、食の欧米化、親世代のアレルギー体質が子どもに遺伝しているなどが挙げられます。また、アレルギー疾患に関するリテラシーが高まり、以前は軽い症状なら医療機関を受診しなかった人たちが受診するようになったということも、患者数の増加に影響していると言われています。

都市部で花粉症が増え続けている理由

アレルギー疾患のなかでも、患者数が増え、発症の低年齢化が進んでいるのが花粉症です。ひと昔前と比べ、花粉症の症状を訴える子どもの数が増えました。

花粉症は特に都市部で増え続けていて、東京都は2016年度に実施した調査結果をもとに、**「都民のスギ花粉症有病率は48・8％」**という推計値を公表しました。スギの木が少ない東京で花粉症になる人が多いのはなぜでしょうか。

都会の地面はコンクリートやアスファルトに覆われていて、遠くから飛んできた花粉が土に吸収されにくくなっています。また、花粉は割れやすく、硬い地面に接触したり、人が踏んだりすることで粉々に砕け、「粉砕花粉」になります。粉砕花粉は通常の花粉の1000分の1サイズまで粒子化することがあり、空気中を舞いやすく「再飛散」が起こると同時に、大気汚染物質と結びつき、アレルギー反応に関与する抗体を産生しやすくします。そのため、花粉症の発症を促進していると言われています。

コップ理論とシーソー理論

これまで、花粉症の発症は、「コップ理論（バケツ理論）」で説明されてきました。花粉が体内に入り込むと、抗体ができ、それが蓄積され、一定量を超えると、コップから水が溢れるようにアレルギー症状があらわれるというものです（図表0-3）。

しかし、コップ理論では花粉症などの根本治療として近年成果をあげている「アレルゲン免疫療法（減感作療法）」の説明がつきません。アレルゲン免疫療法とは、症状を起こさない程度のアレルゲンエキスを一定期間にわたって投与することでアレルギー反応に体を慣れさせ、症状を緩和する治療法です。そこで私はメディア出演時などにおいて、「シーソー理論」を用いてわかりやすく説明しています。

シーソー理論は、免疫力より花粉の負荷が勝ると、花粉症が発症するというものです。つまり、花粉症の症状を抑えるためには、体内に入る花粉の量を減らすと同時に、免疫のバランスが崩れないようにすることが大切です。花粉の飛散量が多い年、スト

図表0-3 コップ理論とシーソー理論

コップ理論

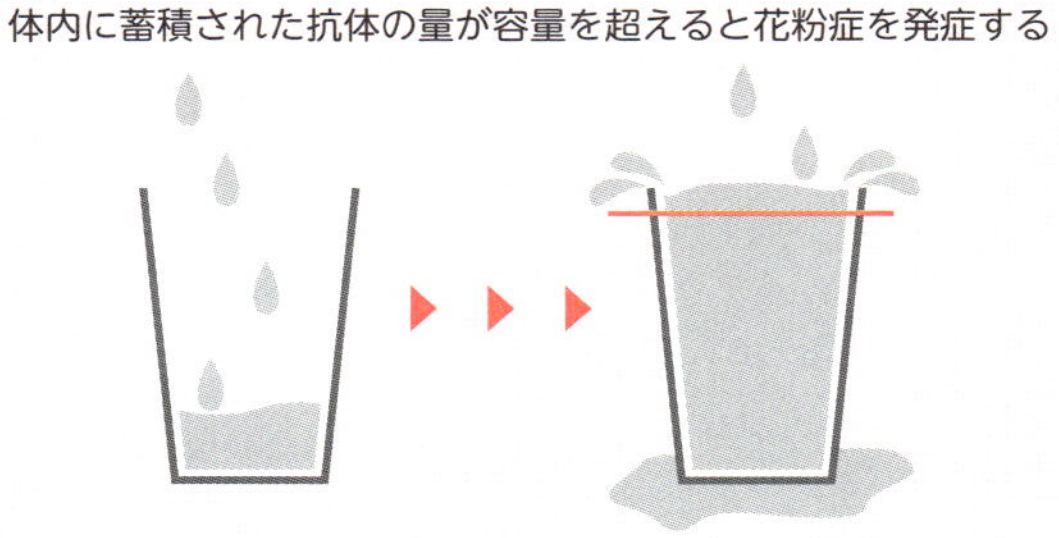

体内に蓄積された抗体の量が容量を超えると花粉症を発症する

少量のアレルゲンエキスを投与して体に慣れさせる「アレルゲン免疫療法」の説明がつかない

シーソー理論

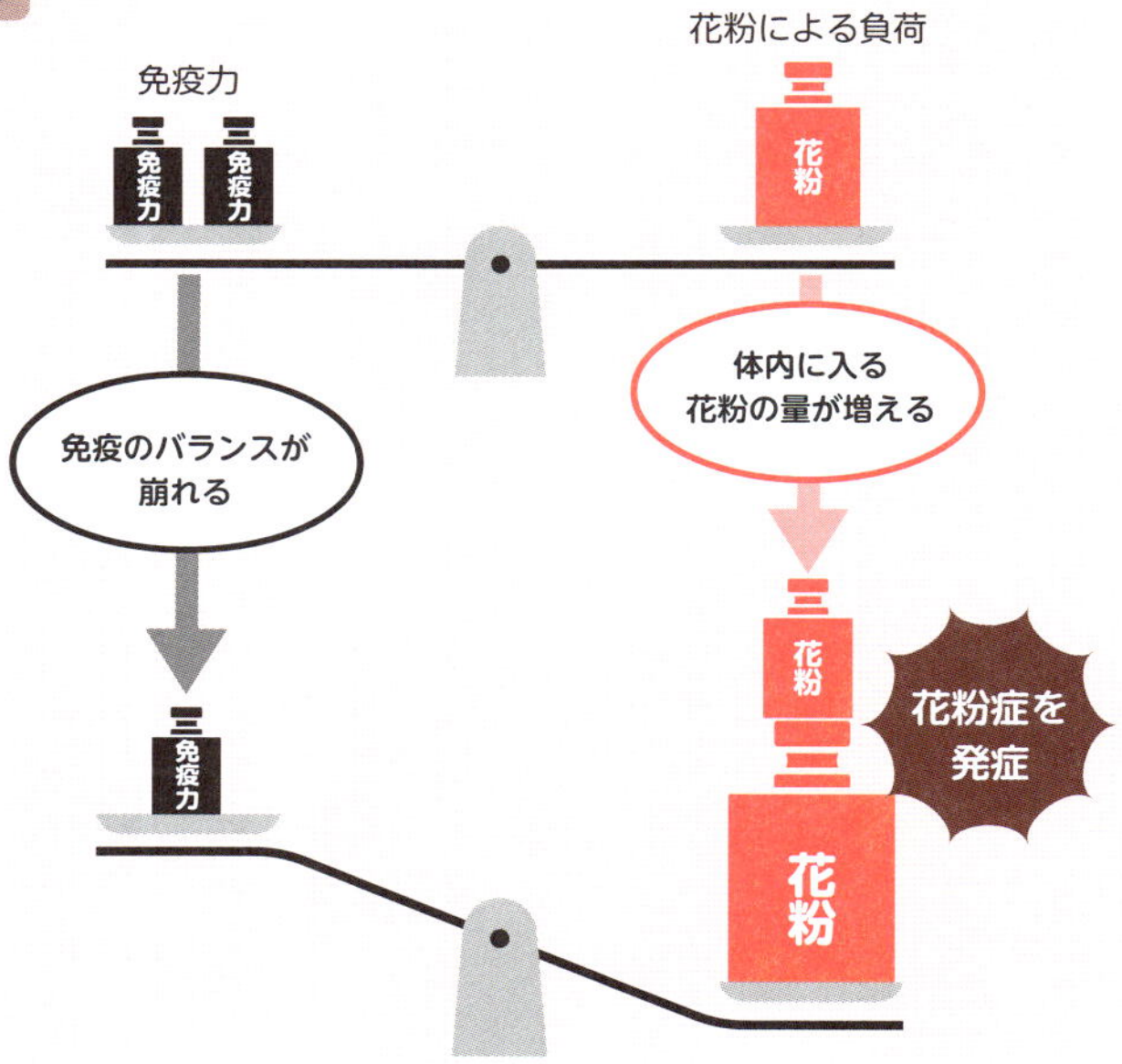

レスなどで免疫力が低下したときは、シーソーが傾き、花粉症を発症しやすくなります。このように、医学の進歩で親世代が知っているいる知識は古くなっていることもあります。同時に、親世代が子どもの頃にはなかった新しい薬なども登場し、治療の選択肢が大きく広がってきました。また、アレルギーのメカニズムは複雑で、さまざまな要素が絡み合っています。

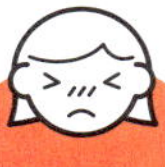

アレルギーを発症しやすい体質

アレルギーはどのように発症する?

アレルギーの発症リスクは、遺伝要因（アレルギー体質）が半分、環境要因が半分と言われています。環境要因とは外部からの影響のことで、アレルゲン（食べ物やハウスダストなど）への接触、大気汚染、受動喫煙、ウイルス感染などがあります。では、アレルギー体質とはどういうことでしょうか。

私たちの体には、外部から侵入した細菌やウイルスを異物と認識して、攻撃・排除する免疫の仕組みが備わっています。免疫は病気から体を守るとても大切なものですが、ダニや花粉、ホコリなど、**本来はそこまで有害でない物質に対して過剰に反応し、自身の体を傷つけてしまう**ことがあります。これを「アレルギー反応」と言います。

通常、無害な物質に対しては制御性T細胞（Tレグ）と呼ばれるリンパ球が働き、アレルギー反応は起こりません。これを「免疫学的寛容」と言いますが、アレルギー体質の人は、このシステムがうまく機能していないと考えられています。

アレルギー反応には、皮膚や皮下組織などに広く存在するマスト細胞、白血球の一種である好塩基球、免疫グロブリンの一種であるＩｇＥ（アイジーイー）抗体などがかかわっています。

免疫が応答する外敵を抗原、そのうち、アレルギー反応を起こすものをアレルゲンと言います。アレルゲンが体内に入ると、これを攻撃するために特異的ＩｇＥ抗体が産生されます（図表0-4）。特異的ＩｇＥ抗体とは、固有のアレルゲンに対応してつくられたＩｇＥ抗体のことです。

特異的ＩｇＥ抗体はマスト細胞や好塩基球と結合し、アンテナのように張り巡らされます。これを「感作《かんさ》」と言います。感作が成立して、再び侵入したアレルゲンが特異的ＩｇＥ抗体と結合すると、マスト細胞や好塩基球からヒスタミン、ロイコトリエンなどの化学物質が一気に放出されて、かゆみやせき、鼻水、くしゃみなどの症状があらわれてくるのです。

つまり、アレルギー体質とは、アレルゲンに対して過剰に反応する体質のことで、**アレルギー体質の方はＩｇＥ抗体を産生しやすく、血液中にＩｇＥ抗体の量が多いという特徴があります。**アレルギー体質の方が血液検査をすると、「アレルギーに関する数値が高いですね」と言われることがありますが、これはＩｇＥ抗体の値が高いことを意味します。

一般的に、ＩｇＥ抗体の値が高いほうがアレルギー症状はひどくなりますが、食物アレルギーはＩｇＥ抗体の値が高くても症状が出ないことがあります。

アレルギー反応には４つのパターンがある

アレルギー反応は大きく４つのパターン（Ⅰ～Ⅳ型）に分類されます（図表０-５）。

私たちが一般的に「アレルギー」と呼ぶ、アトピー、食物アレルギー、ぜんそく、花

図表0-4　アレルギー発症のメカニズム

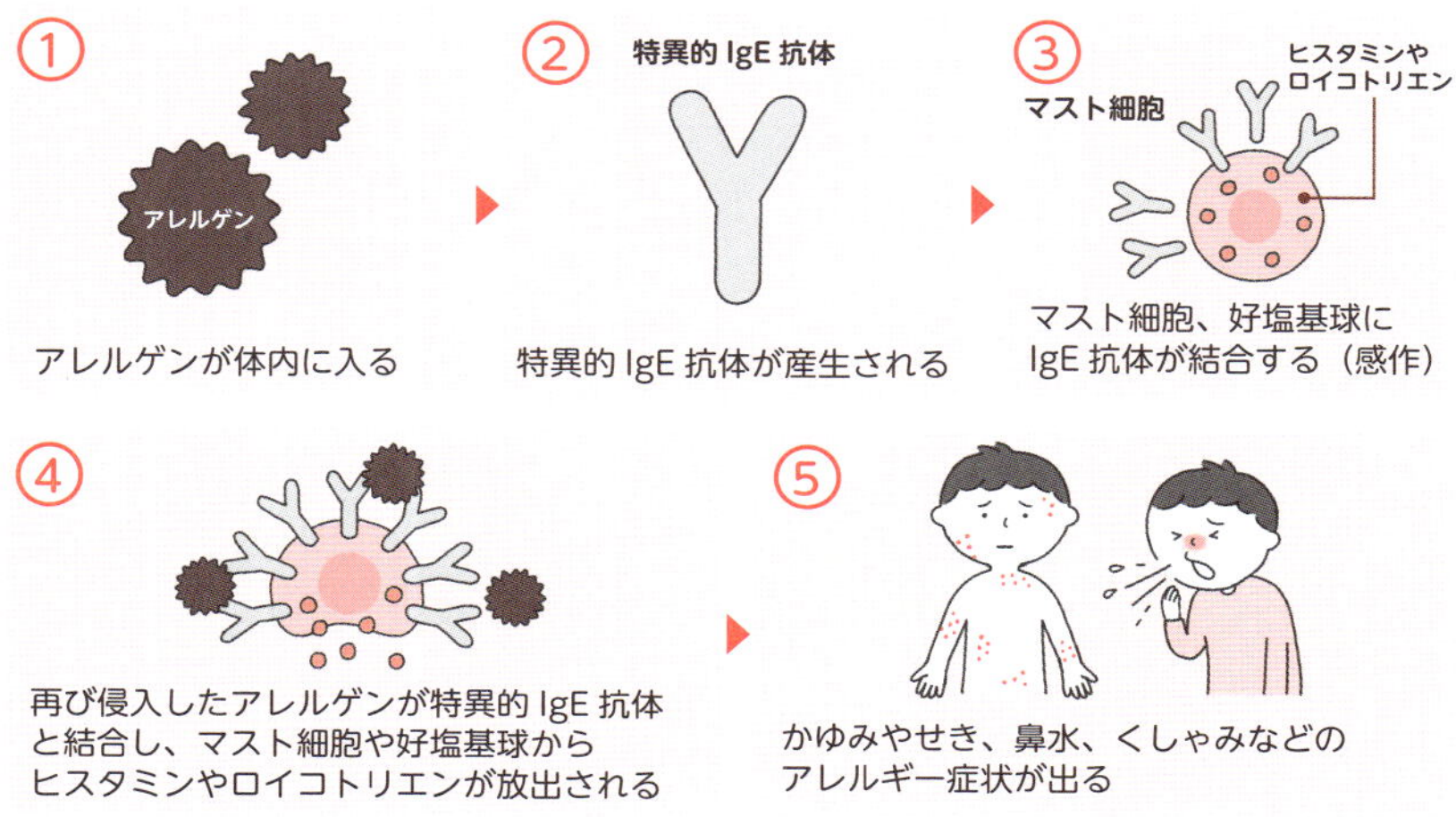

図表0-5　アレルギー反応の分類

分類		主な疾患
I型	即時型 アナフィラキシー型	アナフィラキシー、アトピー、食物アレルギー、ぜんそく、花粉症、アレルギー性鼻炎、薬物アレルギー、急性じんましん
II型	細胞融解型 細胞障害型	血液型不適合輸血、自己免疫性血液疾患、Goodpasture 症候群
III型	アルサス型 免疫複合型	アルサス反応、血清病、糸球体腎炎、SLE、薬物アレルギー
IV型	遅延型 細胞性免疫型 ツベルクリン型	ツベルクリン反応、接触性皮膚炎、細菌、真菌、ウイルスアレルギー、薬物アレルギー

粉症、アレルギー性鼻炎などは、「I型」に分類されます。**I型は「即時型／アナフィラキシー型」とも呼ばれ、アレルゲンが体内に入ると数時間以内で症状が出ます。**前述したアレルギー発症のメカニズムはI型のものです。

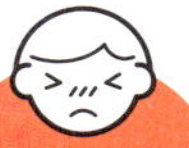

アレルギーマーチを防ぐために

成長に伴って別のアレルギー疾患があらわれることも

アレルギーは、年齢によって発症しやすい疾患が異なるという特徴があります。たとえば、乳児期まではアトピーや食物アレルギー、少し成長して幼児期まではぜんそく、その後、学童期までは花粉症を発症するケースが多くなっています。

さらに、乳幼児期のアトピー、食物アレルギーをはじまりとし、成長に伴ってさまざまなアレルギー疾患が次々とあらわれることがあります。これを音楽隊の行進（マーチ）になぞらえて、「アレルギーマーチ」と呼びます（図表0-6）。

この本を読まれている方の多くは、お子さんになんらかのアレルギー疾患がある方が多いと思います。**お子さんのアレルギーマーチを防ぐためには、医療機関で早期に適切な診断・治療を受け、いまある症状をコントロールしながら、別のアレルギー疾患の発症を食い止めることが大切です。**

近年、子どものアレルギーが増加するなか、アレルギーマーチをいかに予防するかが小児アレルギーの現場で最重要課題になっています。

治ったと思っても自己判断で治療をやめない

アレルギー症状は一時的に軽快・消失し、薬を手放すことができたとしても、何かのきっかけで再発するなど、波があることも特徴です。そのため、**症状がなくなったからといって自己判断で通院や治療をやめず、専門知識を持った医師と必ず相談するようにしてください。**

「大人になってからぜんそくが発症した」という人もまれにいます。しかし、そういう人の場合、実は子どもの頃に「隠れぜんそく」だったということもあります。花粉症やダニアレルギーなどは、原因となるアレルゲンに触れる機会が増えることで、大

図表0-6　アレルギーマーチ

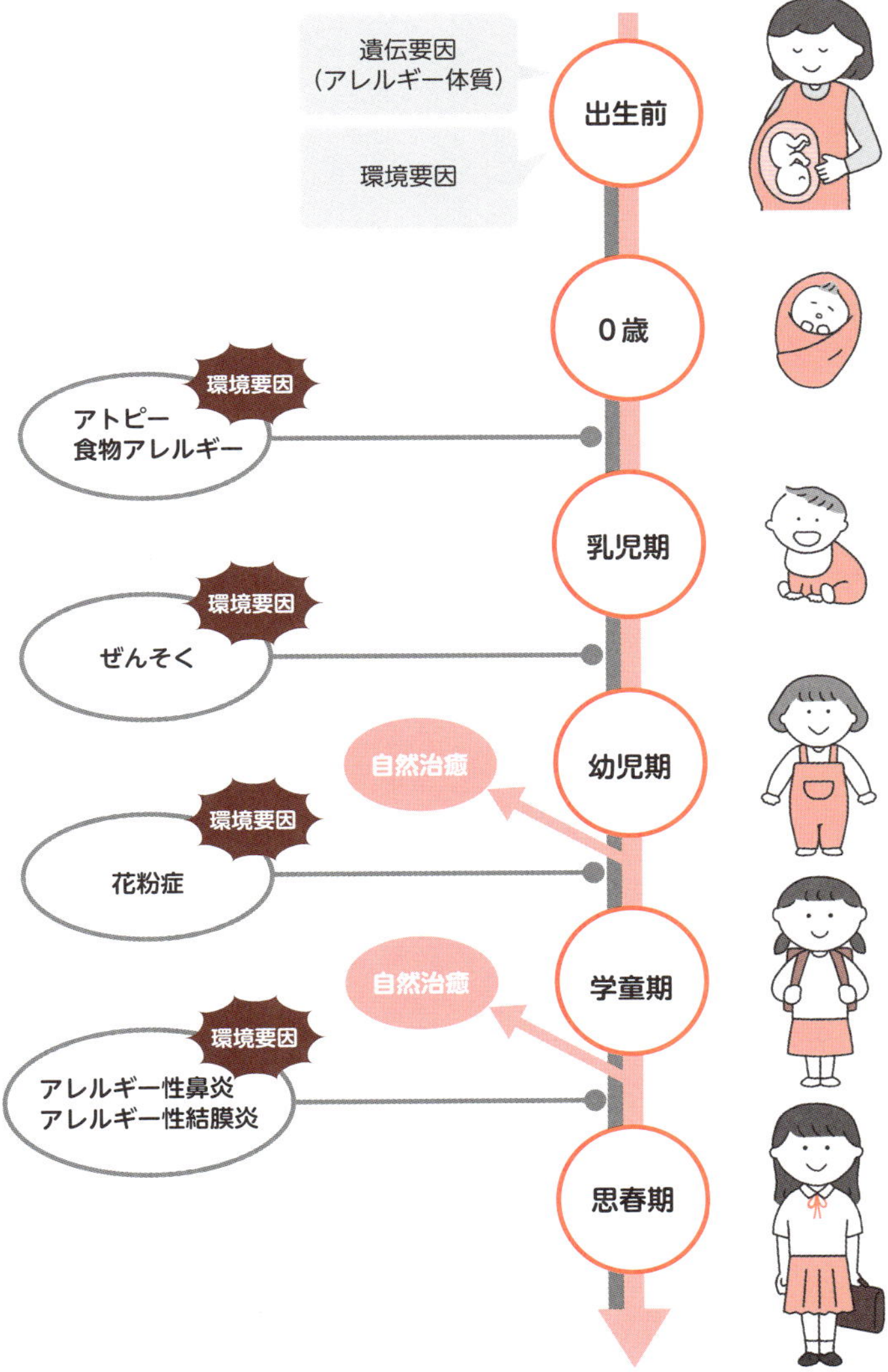

人になってから初めて発症することもあります。

アトピーが食物アレルギーの発症リスクを高める

正常な皮膚は、角質に守られていて、異物が侵入しにくいつくりになっています。しかし、皮膚に湿疹などがあると、アレルゲンが皮膚のバリアを通過して、表皮や真皮に侵入し、感作が起こります。これを「経皮感作」と言います。経皮感作を防ぐためには、皮膚の状態を正常に保つことが重要です。

アトピーが食物アレルギーの発症リスクを上げることもわかっています。経皮感作により、ホコリなどに含まれる食物のたんぱく質が皮膚から侵入してくるからです。意外に思われるかもしれませんが、**アレルギーを引き起こす食物の成分は空気中に微量に含まれていて、湿疹のある皮膚に付着すると、食物アレルギーが発症しやすくなります。**ハウスダストはとても厄介な存在です。

乳児期のアトピーケアはとても重要です。適切にケアできるかどうかで、ほかのアレルギー疾患の発症や発症した場合の重症度に影響します。アトピーを大人まで持ち越してしまう人の多くは、子どもの頃に重度のアトピーと診断された経験があります。

子どもに肌荒れがあり、「うちの子、アトピーかな?」と思ったら、できるだけ早く適切な治療とケアを実践して重症化させないようにしましょう。

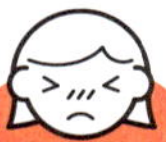

毎日のスキンケアを徹底する

皮膚のバリア機能を正常に保つ

あらゆるアレルギーを発症させないためには、生まれたときからのスキンケア（皮膚の清潔、保湿、紫外線対策）がとても重要です。小児の皮膚は成人よりも乾燥しやすく、バリア機能が未熟です。正しいスキンケアを実践して、皮膚のバリア機能を正常に保てば、アレルゲンの侵入を防ぐことができます（図表0-7）。

皮膚の清潔と保湿はセットで行います。お風呂で皮膚を清潔にしたあとは、全身にまんべんなく保湿剤を塗りましょう。朝の着替えの際も忘れずに保湿します。**基本は朝と夜の1日2回です。**

子どもの頃からスキンケアを徹底すると、キメの整った肌になり、保湿を継続することで将来的なシミ、シワの予防にもなります。

体や顔を洗うときのポイント

お風呂では、石けんをよく泡立て、全身を揉むようにして、こすらずにやさしく素手で洗います。泡で出てくるポンプ式の石けんを使うと便利です。

乳幼児は関節のしわ、首やわきなど皮膚と皮膚が密着しているところが多くあります。**関節のしわなどをしっかりと伸ばしながら、たっぷりの泡で汚れを落としたら、泡が残らないようにシャワーなどで流します。**

タオルで体を拭くときは、こすらずに包み込むように拭きます。

保湿のポイント

入浴後は肌が乾燥しやすくなっています。タオルで水分を拭き取ったら、すぐに保湿剤をたっぷり塗りましょう。保湿剤の塗り方は72ページで詳しく解説します。

図表0-7　体と顔の洗い方

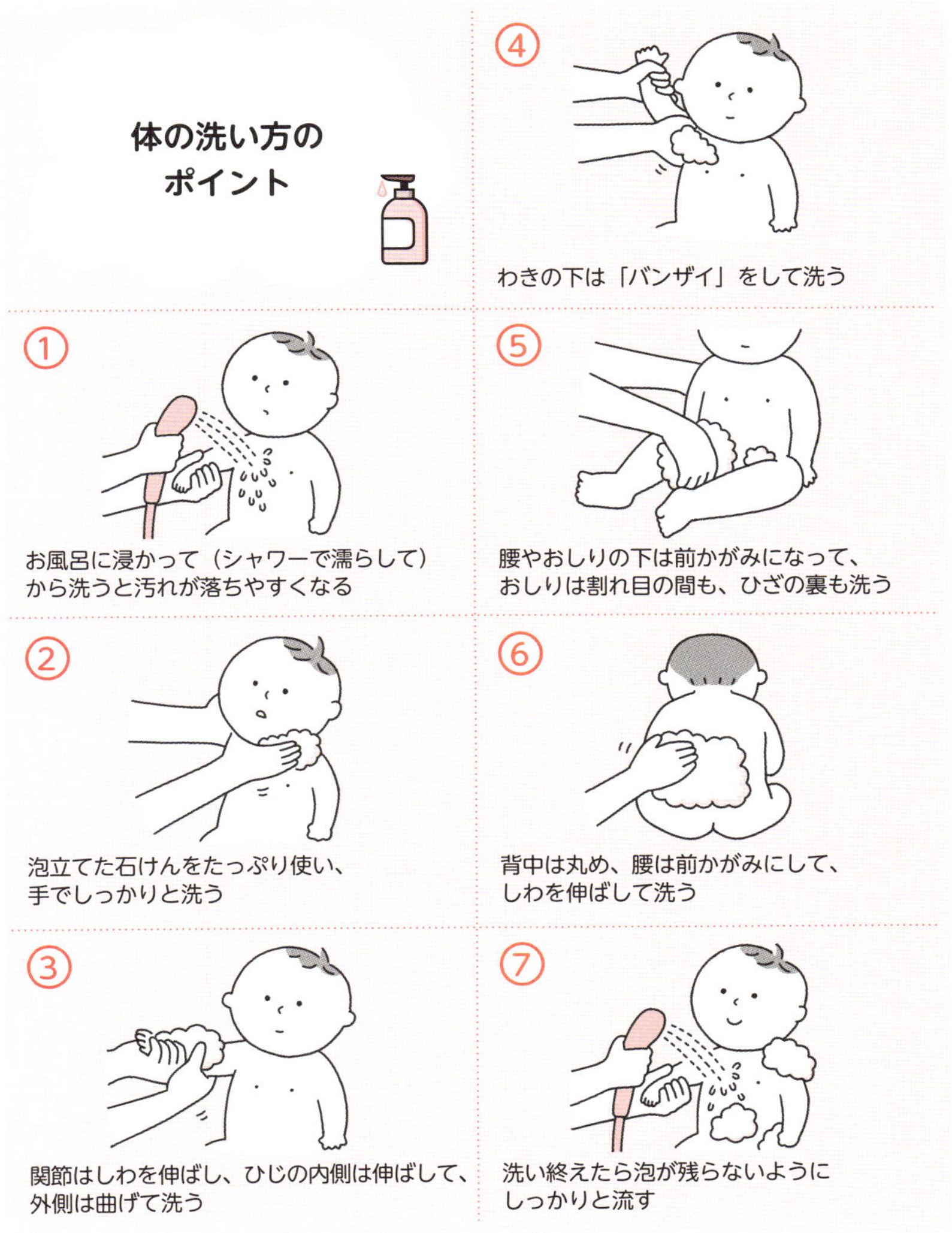

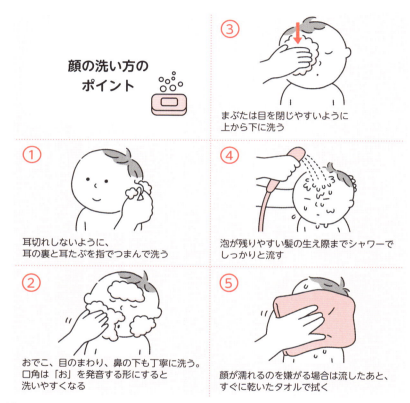

顔の洗い方のポイント

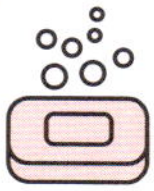

①

耳切れしないように、
耳の裏と耳たぶを指でつまんで洗う

②

おでこ、目のまわり、鼻の下も丁寧に洗う。
口角は「お」を発音する形にすると
洗いやすくなる

③

まぶたは目を閉じやすいように
上から下に洗う

④

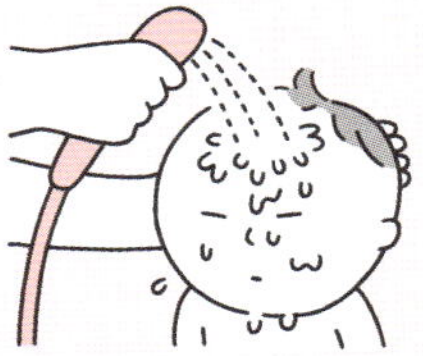

泡が残りやすい髪の生え際までシャワーで
しっかりと流す

⑤

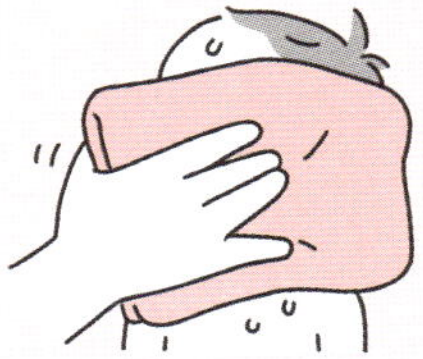

顔が濡れるのを嫌がる場合は流したあと、
すぐに乾いたタオルで拭く

出典：環境再生保全機構『すこやかライフ No.43』をもとに作成

おうちのアレルゲンを減らすためにできること

こまめな掃除でハウスダスト対策

家のなかには、目に見えにくいチリやホコリが舞っています。これを「ハウスダスト」と言います。ハウスダストには、ダニの死骸やフンのほか、カビ、細菌、花粉、人の体から落ちた皮膚片やフケ、ペットの毛など、さまざまなものが含まれています。ハウスダストを吸い込むと、アレルギーを引き起こすことがあるため、こまめに掃除機をかけるなど、ダニやカビ、ホコリを減らす対策を徹底しましょう（図表0-8）。

じゅうたんや布製ソファは避ける

ダニはホコリや人のフケなどをエサとしていて、室温20℃以上、湿度60%以上だと繁殖しやすい特徴を持っています。ダニ対策の基本は、掃除機がけと布団の管理です。掃除機をこまめにかけると、ダニだけでなく、ダニのエサも減らし、ダニの繁殖を防ぐことができます。

部屋は、じゅうたんや布製ソファをなくしてダニの隠れ場所をなくしましょう。子ども用のプレイマットも、なるべく敷かないようにするか、敷いている場合はこまめに洗い、掃除機をかけるようにします。ソファは布製ではなく、革製に替えるのが理想です。ぬいぐるみも、ダニの住処になりやすいので、与えないようにするか、こまめな洗濯を心がけましょう。

定期的な換気で湿度を下げる

定期的に窓を開けて換気をして、部屋の湿度を下げることも大切です。空気清浄機を使用する場合は性能の高いもの、部屋の広さに合ったものを選びましょう。

布団は、丸洗いをしてダニを取り除くことが大切です。洗ったら天日干しや布団乾燥機を用いて乾燥させます。シーツやカバー類をこまめに洗い、1～2週間に1度は布団専用ノズルで寝具に掃除機をかけましょう。

図表0-8　家のなかのダニ・カビ対策

部屋の床
- こまめに丁寧に掃除する
- カーペットは使用しない。湿気がこもるため、畳の上に敷くのも厳禁
- 畳の部屋はフローリングにするのがベスト

ソファ・クッション
- 布製のソファは革製やビニール製に替える
- クッションやぬいぐるみは定期的に洗濯する（できれば置かない）

照明
- 天井据付型にする
- かさのある照明の場合、こまめに掃除してホコリを取り除く

カーテン
- 定期的に洗濯する
- 洗濯しやすい薄手のもの、またはブラインドに替える

浴室・台所
- 湿気が多いため、十分な換気を心がける

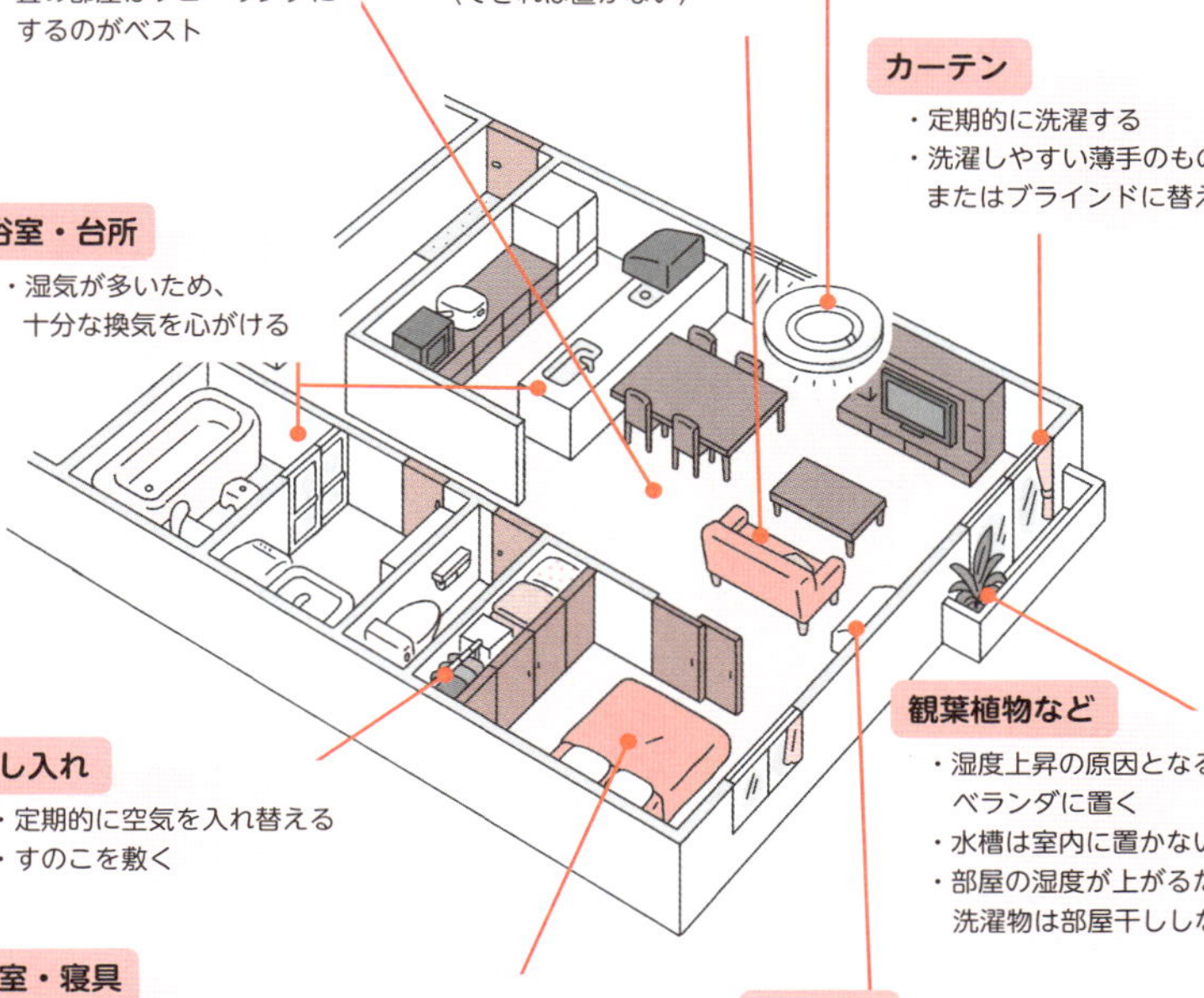

押し入れ
- 定期的に空気を入れ替える
- すのこを敷く

観葉植物など
- 湿度上昇の原因となるのでベランダに置く
- 水槽は室内に置かない
- 部屋の湿度が上がるため、洗濯物は部屋干ししない

寝室・寝具
- 寝具はよく干してから掃除機を丁寧にかける
- できればすべての寝具を専用の防ダニシーツで覆う。丸洗いできる寝具（週１回洗濯）もよい。同室者の寝具も同様にする
- 枕はパイプ枕がベスト
- ベッドや布団の高さを床から 30cm 以上離す
- 布団の上げ下ろしのあと２時間は部屋を十分に換気する
- マンションの北側を寝室にしない

エアコン
- 年２回、さらに使用開始直前に掃除し、使用開始後は毎週掃除する
- フィルターなどに付着したカビ胞子の飛散を防ぐため、カビアレルギーの場合はできるだけ使用しない

出典：環境再生保全機構『成人ぜん息ハンドブック』をもとに作成

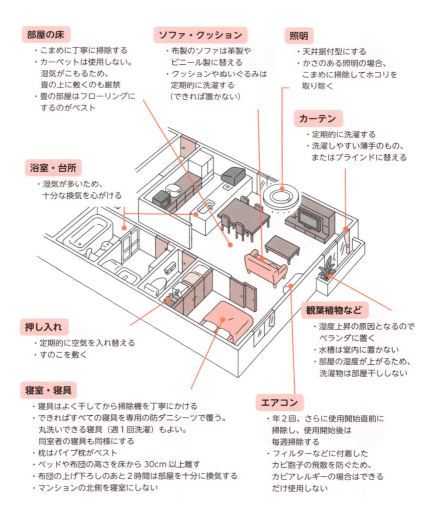

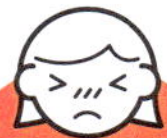

アレルギー検査はどんなときにする？

症状がなければ検査の必要はない

「上の子がアレルギーだから、下の子の検査をしたい」「離乳食をはじめる前に、アレルギーの原因となりそうな食べ物を調べたい」という方がいらっしゃいます。

基本的に、症状が出ていないなら検査の必要はありません。**検査は子どもにとって心身の負担になります。**非常に心配だと思いますが、本当にアレルギーが疑わしいときに受けましょう。上の子がアレルギーだからといって、下の子が必ず発症するわけではありません。

食物アレルギーの場合、結果が陽性であっても、問題なくその食べ物を食べられることはよくあります。症状が出ない限りはその食物を除去する必要はないので、検査結果に囚われず、その子の症状を見る必要があります。

「猫を飼う前に、念のためアレルギー検査をしたい」という方もいらっしゃいますが、

図表0-9　プリックテストの判定方法

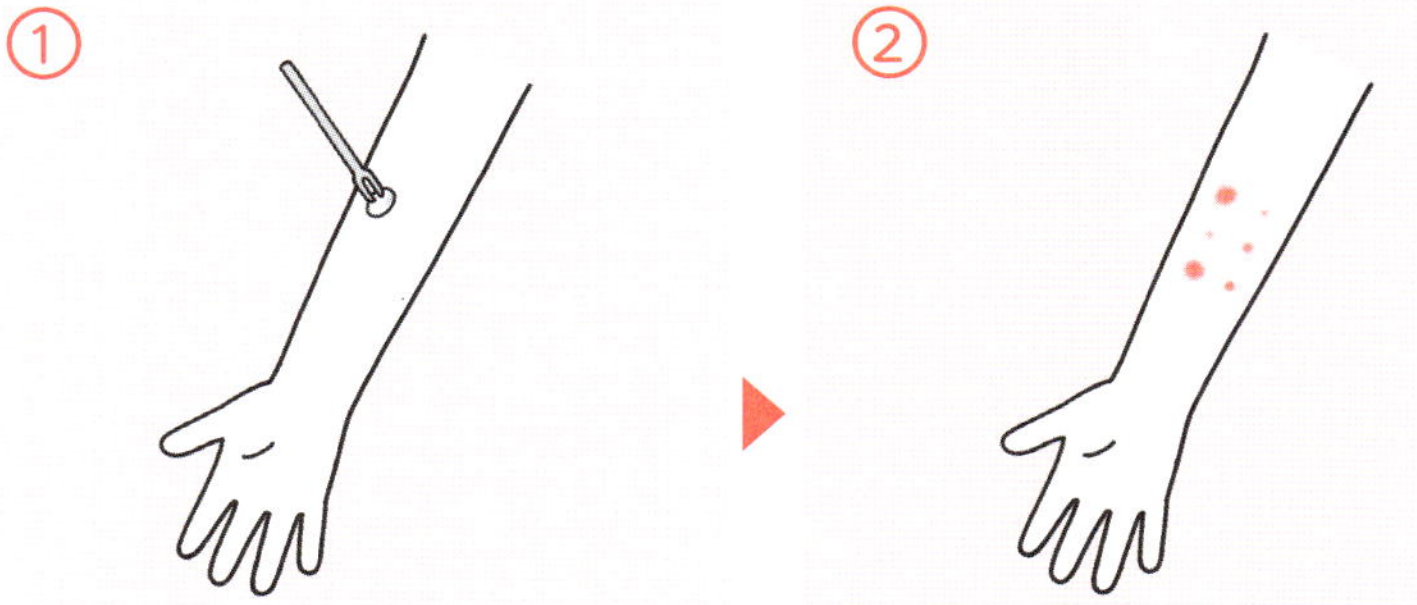

①
アレルゲンエキスを皮膚に一滴垂らし、
検査用の針を皮膚の表面に押し当てて
15分後の反応を調べる

②
アレルギー反応が起きると、
アレルゲンエキスをつけた皮膚の部分が
赤く腫れ、その程度によって陽性か
どうかを判断する

飼う前に検査をして陰性であっても、飼ってからアレルギーを発症してしまうケースがあります。アレルゲンに触れる機会が少なければ、検査で陰性と出てしまうことがあるからです。

痛みの少ない「プリックテスト」

症状が出た場合は、原因物質を特定するために検査を受けましょう。アレルギーの検査は血液検査（血中抗原特異的ＩｇＥ抗体検査）が一般的ですが、より簡単に検査できる「プリックテスト（皮膚試験）」もあります（図表0-9）。

　プリックテストは、アレルギーが疑われる物質のエキスを腕に一滴垂らし、検査用の針を軽く押し当て、15分後に赤みや膨疹《ぼうしん》（皮膚のふくらみ）が出たら陽性という皮膚テストです。**痛みはごく軽度で、子どもから大人まで検査でき、腕がムチムチしていて採血しにくい赤ちゃんにも適しています。**抗アレルギー薬などを使用している場合は、検査前に一定期間使用を中止する必要があります。

小麦、乳、卵、ダニ、スギなどのほか、アレルゲンを疑う食品（果物など）があれば、検査のときにその食品を持参してアレルギー反応を調べることができます。

アレルギーを疑ったら、どの診療科を受診すればいい？

まずは経験豊富な小児科へ

「うちの子、アレルギーかも？」とも思ったら、まずは小児科を受診するとよいでしょう。小児科の医師であれば、子どものアレルギーの対応は慣れています。

アレルギーの子どもをたくさん診た経験のある医師、アレルギー専門医の資格を持っている医師だとより安心です。

よくならない場合は専門医に相談

小児科にしばらく通ってもよくならない場合は、症状に合った専門医に診てもらうようにします。ぜんそくなら呼吸器内科、アトピーなら皮膚科、アレルギー性鼻炎なら耳鼻科といった具合です。

受診を検討している医療機関のホームページを見て、どういった疾患に強いのかを確認します。専門医資格を持っているかどうかもホームページを見れば、わかることがあります。

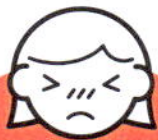

アレルギー疾患を持つ妊婦さんが気をつけたいこと

産まれてくる赤ちゃんのための環境整備

妊娠中は、自分と生まれてくる赤ちゃんのために、あらためて身のまわりの環境を整えましょう。

出産準備として、フカフカのラグやたくさんのぬいぐるみを用意したくなるかもしれませんが、布製品はハウスダストやダニの隠れ場所となるため、極力控えるようにします。新たにソファを購入する場合は革製にするなど配慮しましょう。

ホルモンバランスの乱れで症状が強くあらわれる

妊婦さんがアレルギー疾患を持つ場合、妊娠中のホルモンバランスの乱れにより、アレルギー疾患の症状が強くあらわれることがあります。妊娠中はどんな人でも皮膚のかゆみや体のむくみを感じやすくなりますが、アレルギーとの関連がわかりにくく、注意が必要です。

ぜんそくに関しては、妊娠中に症状が悪化する人、すっかりよくなる人、妊娠前と変わらない人がそれぞれ3分の1程度いると言われています。妊娠中にぜんそくの症状が悪化すると、呼吸が苦しくなるだけでなく、尿漏れに悩まされる方もたくさんいます。

つわりでぜんそくが悪化することも

妊娠中は時期によってつらさが変わります。たとえば、妊娠する前に不妊治療をしていた方は、「赤ちゃんが無事に産まれるだろうか」という不安がストレスとなり、アレルギー症状が悪化することがあります。

妊娠初期はつわりで胃酸が上がってくることによって、ぜんそくやせき症状が悪化する方がいます。妊娠初期から中期までは問題なくても、後期になるとお腹が大きくなることで肺が圧迫されてしまい、苦しくなってしまう方もいます。**母体が低酸素状態になるとお腹の赤ちゃんに酸素がうまく行き渡らない**ことがあるので、妊娠中のぜんそくやせき症状の管理はとても重要です。

薬の服用に関する注意点

妊娠中に服用可能なお薬はたくさんあります。ぜんそくの吸入薬に関しても基本は問題ありませんが、お腹が大きくなり横隔膜が上に上がってくると吸入がしにくくなるので、その場合はかかりつけの医師と相談して吸入器を変えるなどの対応をしてください。

アレルギーがひどくなり発作を起こすと、内服や点滴によってステロイドを使用しなければならなくなります。特に、**妊娠糖尿病を患っている妊婦さんの場合、ステロイド投与によって血糖値が上がってしまう**ことは避けたいので、日頃から薬を適切に使用して悪化しないように管理することが重要です。

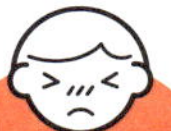

発達段階別に見たアレルギー疾患の特徴と注意点

乳児期（0〜2歳）

乳児期にあらわれやすい主なアレルギー疾患は、アトピーと食物アレルギーです。特に食べ物は最初に出会うアレルゲンと言われています。下痢、嘔吐、腹痛などの消化器症状、湿疹、じんましん、発赤などの皮膚症状、せき、ぜん鳴、呼吸困難などの呼吸器症状がみられる場合は、アレルギーの可能性を検討しましょう。

乳児はアレルギーに似た症状があらわれることが多く、アレルギーかどうかの判断が難しくなっています。特に離乳食の開始時期はよだれや食べかすによって口のまわりが赤くなることがよくありますが、**いつも決まった食べ物で起こらない場合は、アレルギーの可能性は低い**と考えられます。また、牛乳を飲んで下痢をしても、牛乳アレルギーではなく、消化・吸収不良が原因ということもあります。

乳児は血管がほとんど見えないため採血が難しく、血液検査による診断が困難です。

アレルギーかどうかの判断は、かかりつけの医師に相談し、症状を慎重に観察していくことが大切です。

乳児期のうちに適切なスキンケアの習慣をつけましょう。皮膚をきれいに保つことがアレルギー発症の予防につながります。近年、ベビーマッサージなどが流行していますが、ベビーマッサージで使用するオイルによって皮膚トラブルを起こしてしまうことがあるので、注意が必要です。

ウイルス感染や感染によるぜんそく発作の誘発はぜんそくを重症化しやすくします。感染を防ぐためにも、周囲の大人が手洗い、うがい、マスクなど感染対策を徹底しましょう。

お子さんが鼻水を出していたら、鼻水吸引器で吸うようにします。鼻水を放っておくと、花粉やハウスダストなどのアレルゲンがついてアレルギー発症のリスクが上がります。鼻水吸引器はさまざまな種類のものが販売されていますが、**手動タイプは吸引力が弱いので、電動タイプがおすすめです。**

アレルゲンは、乳児期から幼児期にかけて、食べ物からダニ、ハウスダストなどに変化していくと言われています。こまめな掃除や布団・布製品の洗濯、換気などで、アレルゲンを除去することが重要です。

幼児期（2〜6歳）

食物アレルギーを持つお子さんが保育園・幼稚園に通うようになると、給食や園の活動への配慮が必要になります。**アレルギー疾患生活管理指導表を作成し、保育園・幼稚園と情報共有**するようにします。

幼児期は、消化器など各器官が次第に発達することもあって、アレルギー疾患が軽快したり、寛解したりすることがあります。原因食物を食べても症状が出なくなることもあるため、かかりつけの医師と相談のうえ、経口負荷試験などを行い、除去食を見直すといいでしょう。

幼児期は、ダニやハウスダスト、花粉などに敏感に反応するようになり、ぜんそくや花粉症を発症しやすくなります。ぜんそくは早期発見、早期治療が大切です。ぜんそくを放置すると、気道の炎症が悪化し、重症化していきます。重症度が高いほど、成人まで持ち越しやすいと言われています。

せき症状があり、小児科でもらった風邪薬を飲んでもなかなかよくならない場合、お子さんの症状が風邪なのか、ぜんそくなのか、あるいは花粉症なのかの判断が難しい場合は、呼吸器内科やアレルギー科などの専門医に相談してください。

幼児を医療機関に連れていくときは、事前に治療の必要性を説明しておくことが大切です。なんの説明もせずに連れていき、いきなり注射を打たれるのと、事前に「病気を治すために注射を打とうね」と説明されたうえで注射に臨むのでは、子どもの心理的負担は大きく異なります。

病院やクリニックは子どもにとって楽しい場所ではありません。それでも、親から事前に説明を受けて納得して治療を受けると、治療後「頑張った！」と達成感を持つ子どもも多く、誇らしい顔をして帰っていきます。何も知らずに連れてこられると、嫌な思い出だけが残ってしまうので、ぜひ、1～2歳の小さなうちから治療や通院の必要性を子どもにしっかり説明するようにしてください。

1～2歳ではすべてを理解することは難しいかもしれませんが、「治療に行くことについて、何か大切なことを話しているな」くらいは伝わるはずです。

学童期（6～12歳）

学童期は、からだの各器官が大きく発達し、免疫系、内分泌系などの機能が整っていきます。そのため、アレルギー疾患がよくなる子どもが増えていきます。

一方、学童期になると、**病気の管理が保護者から子ども自身に移行する時期**です。薬の飲み忘れや通院中断のリスクに注意しましょう。体格の変化に伴い薬の量の調整が必要になることもあります。

食物アレルギーのある子どもは、外食時の注意点を理解させることも大切です。友人と外食に行き、うっかり重篤なアレルギーを起こすリスクがあります。

思春期（13歳以降）

思春期になると、ストレスや生活環境の変化で症状が悪化したり、治まっていた症状が再びあらわれたりすることがあります。消化器や皮膚に症状が出た場合、それがアレルギーによるものなのか、精神的な要因によるものなのか、判断がつきにくいこともあります。本人にとって通院や毎日の服薬などが負担になっているようなら、医師と相談して、無理のない範囲で続けていくことが大切です。この時期は体が成長して、年齢的にも成人の治療に移行していきます。

部活動などでハードに運動することもあるため、ぜんそくの発作が起きないように注意します。学校で生活する時間が増えると、親が子どもの症状を把握することが難しくなるので、場合によっては学校の先生に協力を仰ぎながら、サポートしていくことが大切です。

屋外で活動する時間が増えると、ホコリや花粉などのアレルゲンと接触する機会が増えることから、**アレルギー性鼻炎などを発症しやすくなります。アレルギー性鼻炎は年々増加傾向にあり、ぜんそくを発症している人の半数以上が合併している**という報告もあります。

ぜんそくとアレルギー性鼻炎は互いに影響をおよぼし合っています。症状を改善するためには、ぜんそくの治療と同時にアレルギー性鼻炎の治療を進める必要があります。夜眠れないほどの鼻づまりがある、口呼吸をしている、頻繁にいびきをかくなどの症状が長期間続くようなら、アレルギー性鼻炎を疑ってみましょう。

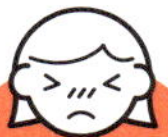

季節ごとに気をつけたいこと

春

進級やクラス替えなどで生活環境が変わると、ストレスがかかることがあるため、症状が悪化していないか注意します。

花粉の飛散情報を把握し、シーズン前から薬の内服をはじめると重症化を防ぐことができます。

夏

久しぶりにエアコンを使用すると、エアコンにたまったハウスダストが舞い上がり、症状を悪化させることがあるため、使用前に必ず掃除をします。

保湿を怠りがちな夏は特にスキンケアを強化します。汗をかいたらこまめに拭くか、シャワーで洗い流し、サラリとした保湿剤（テクスチャータイプのローション）で保湿をします。日焼けや虫さされによって皮膚症状が悪化することがあるので、日焼け対策や虫除け対策を徹底します。**台風など気圧の変化でぜんそくの症状が悪化すること**があるため、気をつけてください。

秋

ダニは夏場に増えるため、そのフンや死骸は9~10月に最も多くなります。ダニアレルギーの方は症状が悪化しやすいため、寝具や床などの掃除に力を入れてください。運動会や体育祭で運動する機会が増え、アレルギー性鼻炎やぜんそくが悪化しやすいので気をつけましょう。

ブタクサ花粉の飛散時期であるため、飛散がはじまる前に薬を使用します。

冬

乾燥や感染症に気をつけるために、適切な加湿が必要です。ただし、加湿器によるカビには注意してください。湿度の上昇に気をつけ、結露が出ない程度にこまめに換気するなどしてカビを防ぐとよいでしょう。

正しい知識を身につけて上手につきあう

親世代の常識は古くなっていることも

親世代が子どもの頃に言われていたことと、現在の医学の常識は異なっていることがあります。たとえば、「肌に日光を当てたほうが健康にいい」と言われていた時代もありましたが、いまでは紫外線が肌によくないことは常識です。夏場など日差しが強いときに外出する際は、日焼け止めクリームの使用が推奨されています。

また、食物アレルギーのお子さんに対して、「少しくらいなら」とアレルゲンとなる食物を食べさせて、「アナフィラキシーショック」が起こってしまうこともあります。卵アレルギーのあるお子さんに卵ボーロをあげて、症状が強く出てしまったといった話もよく聞きます。卵ボーロは卵白含有量が少なくても、副材料として使用される馬鈴薯でんぷんが卵アレルギーの原因となるたんぱく質の凝固を妨げます。**たんぱく質**

は加熱で構造が変わる（変性する）とアレルゲン性が低下しますが、卵ボーロのたんぱく質はあまり変性しないため、アレルギー症状を引き起こしてしまうのです。同様に、卵料理は加熱時間が短いとたんぱく質が凝固しないため、アレルギー症状を引き起こすことがあります。

アレルギーとなる食材はお菓子などの加工品に含まれることもあるため、食品表示をしっかり確認しましょう。

不確かな情報に振り回されない

インターネットには、「〇〇でアトピーが治りました！」という情報が氾濫しています。そうした情報のなかには、高額な商品をすすめる「アトピービジネス」と疑われるものも少なくありません。

子ども向けのアレルギー対応商品を使用することは悪くないと思いますが、まずは、医師の診断・治療を受けることが大切です。そのうえで上手に取り入れるようにしてください。使用してもよいかどうか迷うときは、かかりつけの医師に相談するようにします。

ママ友、パパ友からの情報やネット上の口コミを見聞きして藁にもすがる気持ちでいろいろな商品に手を出したくなるかもしれません。**「うちの子は○○でよくなった!」といった情報があったとしても、科学的根拠が乏しければ注意が必要です。**かえって症状を悪化させてしまうこともあるからです。

肩の力を抜いて考えすぎないように

お子さんの症状がなかなかよくならないと、「いつまでこの状態が続くの?」「いまの治療で本当に大丈夫?」「薬の副作用が心配」などと、不安になってしまうこともあると思います。

アレルギー疾患は医師の指示通りに治療をしても、すぐに改善せず、長期間にわたって通院・治療が必要なこともあります。一度、症状がよくなっても季節の変化などの影響で再び悪化してしまうこともあるかもしれません。

それでも、治療を続けていけば、必ずよくなります。医師は患者さんの状態に合わせて、その時点で最も効果があり、安全性が担保されている治療をしています。かかりつけの医師のもとで、**治療の効果を定期的に確認しながら、あまり効果が見られな**

いなら薬の量を変えたり、別の治療法に切り替えたりすることもできます。

一方、「自分自身が子どもの頃にアレルギーで苦労したから、うちの子には絶対に苦労させたくない」と、まだ症状も出ていないお子さんの将来を考えて不安になってしまう親御さんもいます。

親の不安な気持ちは子どもにも伝わります。起きていないことを過度に心配するよりも、「もし症状が出てしまったら、すぐに適切な治療を受けさせよう」と決めて、肩の力を抜くことも大切です。

本書で正しい知識を身につけて、親子で学びながら、アレルギーと上手につきあっていきましょう。

第 1 章

疾患別の正しい知識とおうちケア①

アトピー

吉澤和子

小児科専門医
ハピコワクリニック五反田医師

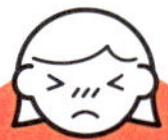

アトピーってどんな病気？

かゆみのある湿疹が広範囲にあらわれる

アトピーは、正式には「アトピー性皮膚炎」と言います。かゆみのある特徴的な湿疹が1歳未満は2か月以上、1歳以降は6か月以上の長期間にわたって繰り返す病気です。お子さんがかゆくて不機嫌になったり、眠れなかったりする場合はアトピーを疑いましょう。

アトピーの人は皮膚のバリア機能が低下しています。**通常ならなんでもないような刺激で、かゆみが強くなって掻いてしまい、さらに湿疹を悪化させるという悪循環をたどります。**皮膚のバリア機能が低下していると、皮膚から水分が失われやすくなるため、乾燥肌の患者さんが多いことも特徴です。

症状は軽度の赤みや乾燥からはじまりますが、次第に湿疹が広範囲に広がり、赤みが強くなったり、ジュクジュクとした湿疹になったりします。ボリボリと掻いたあとが多数見られるようになり、魚の鱗のようなかさぶたが出ることもあります。

アトピーの人の半分以上は1歳までに発症

日本では、およそ10人に1人がアトピーだと言われていて、そのほとんどは乳幼児期に発症します。**生後6か月までに発症する人が全体の約45%、1歳までに発症する人が全体の約60%**という報告もあります。

アトピーは、頭や顔、首に湿疹が出はじめ、ひどくなると胸や背中、手足に広がります。湿疹が左右対称にあらわれる、症状がよくなったり、悪くなったりを繰り返すのが特徴です。

乳幼児期の皮膚トラブルとしては、脂漏性湿疹や接触性皮膚炎、あせもなどがあります。これらはアトピーと区別が難しく、気になる症状があらわれたら医療機関を受診するようにしましょう。

年齢によって症状が出やすい部位が異なる

アトピーは、年齢によって症状があらわれやすい部位が異なります（図表1-1）。

乳児期は頭や顔、首など、幼児・学童期は首まわりやおしり、ひじの関節・内側、ひざの関節・裏側などに多く見られ、思春期になると顔や首、胸、背中など主に上半身にあらわれやすくなります。

図表1-1　発達段階別に見たアトピーの症状があらわれやすい部位

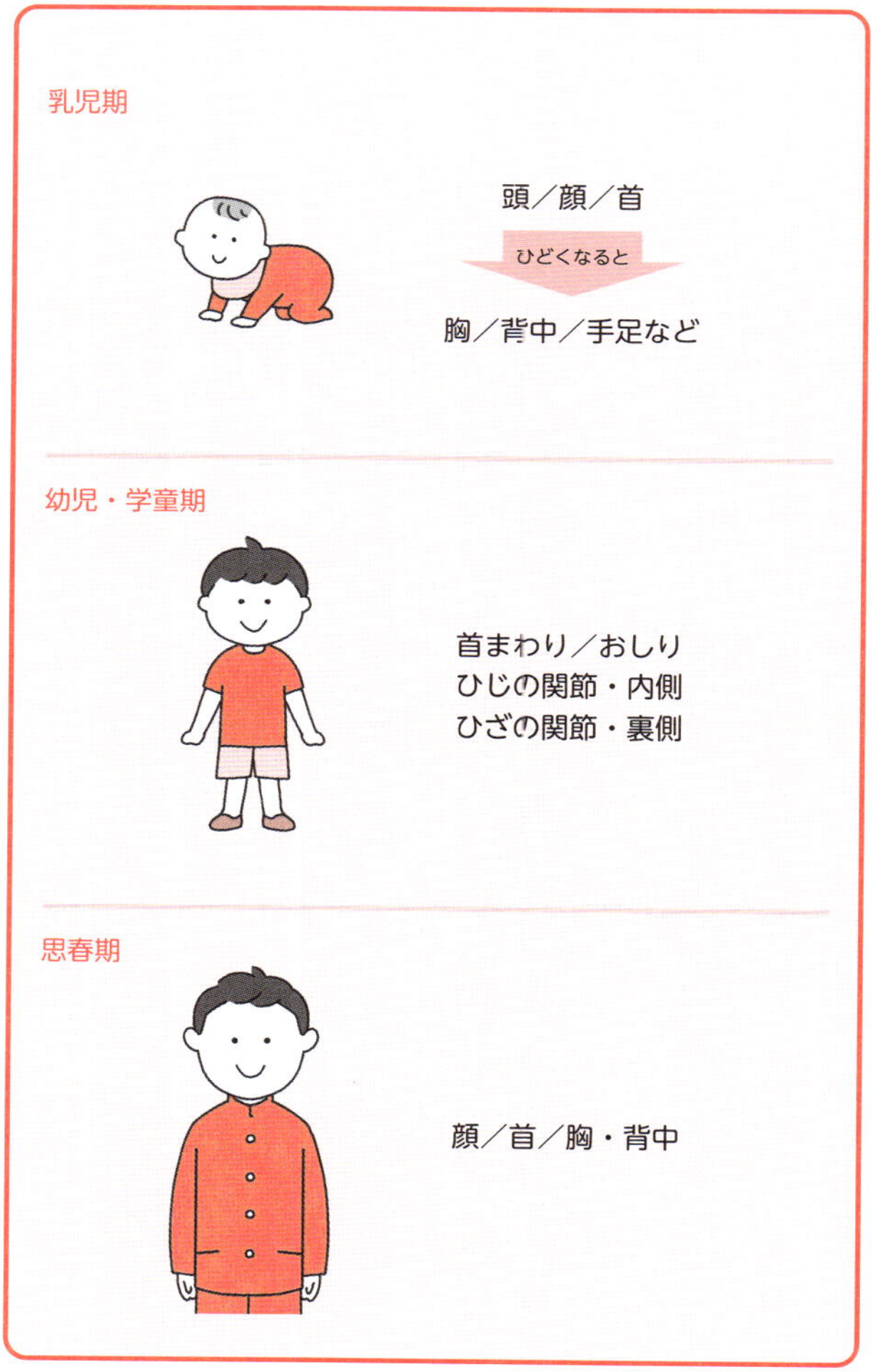

出典：環境再生保全機構「ぜん息悪化予防のための小児アトピー性皮膚炎ハンドブック」をもとに作成

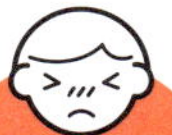

どうして、アトピーになるの？

アトピー素因とは

アトピーの原因は、完全に解明されているわけではありません。ただ、アトピー素因や皮膚のバリア機能の低下といった遺伝（体質）に関する要因、アレルゲン（ハウスダストやペットの毛）などによる外部からの刺激、寝不足やストレスなど環境に関する要因が重なって起こると考えられています。

アトピー素因としては、家族にアレルギー疾患（ぜんそく、アレルギー性鼻炎、アレルギー性結膜炎、アトピーのいずれか、または複数）にかかったことのある人がいる、本人にアトピー以外のアレルギー疾患がある、ＩｇＥ抗体を産生しやすい体質であることを指します。

ただ、家族がアレルギー疾患だったからといって、子どもが必ずアトピーを発症するわけではありません。きょうだいで上の子がアトピーでも、下の子は発症しないケースもあります。

乳児の頃に石けんを使わずに水だけで体を洗っていた子どもは、アトピーを発症しやすいという論文もあります。生まれたときから石けんを使って全身を清潔に洗い、たっぷりと保湿をして、皮膚のバリア機能を整えるスキンケアがとても大切です。

最近言われているのは、胎児の頃の母体の腸内環境との関係です。不摂生な食事や、抗生物質・薬剤の服用によって、母体の腸内環境が乱れていると、生まれてくる赤ちゃんもお母さんと同じように腸内細菌のバランスが崩れていて、アトピーを発症しやすいという報告があります。

約7割の子どもは10歳までによくなる

アトピーの原因の話をすると、「私のアレルギー体質が遺伝してしまった」「妊娠中に好きなものを食べすぎてしまった」と、落ち込むお母さんがいますが、過度に悩んだり、心配したりする必要はありません。

当院の患者さんで0～1歳のときに発症したお子さんのほとんどは、半年ほどかけて治療を行い、2歳までにはよくなっています。発症が少し遅く、2～3歳で症状が出たお子さんは完治まで少し長引きますが、それでも小学校に入る前にはほとんどがよくなっています。

乳幼児期にアトピーと診断された子どものうち約7割は10歳までに寛解しているという報告もあります。成長とともに症状が改善するのは、**思春期に近づくにつれて皮脂の分泌が盛んになり、皮膚のバリア機能が自然に整って皮膚炎が起こりにくくなる**からです。国立成育医療研究センターのホームページによれば、重症のアトピーで長期入院されたお子さんの1年後と3年後の状態を調べた結果、約90%のお子さんは軽症以下で症状をコントロールできているそうです。

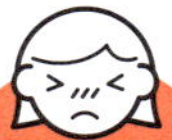

皮膚のバリア機能が重要な理由

異物や刺激物の侵入を防ぐ

正常な皮膚は、皮膚の一番外側にある角質層がバリア機能を果たし、外部から異物や刺激物が侵入するのを防いだり、皮膚から水分などが失われないようにしたりしています。

一方、アトピーの人は角質層の細胞と細胞の間にある**細胞間脂質（セラミド）の働きが低下している**ため、水分が失われやすく、乾燥しがちで、外部から異物や刺激物が侵入しやすくなっています。その結果、異物が侵入して免疫細胞が反応し、炎症を起こして、湿疹やかゆみを引き起こしてしまうのです（図表1-2）。

適切な治療をせず、そのまま放置しておくと、炎症が炎症を呼び、慢性的な皮膚炎になってしまいます。

皮膚のうるおいを保つ天然保温因子

皮膚のうるおいを保つ役割は、フィラグリンというたんぱく質から産生される天然保温因子が担っています。最近の研究では、**アトピーの人は通常よりもフィラグリンが少なく、天然保温因子が十分に産生されない**ことがわかってきました。

図表 1-2　正常な皮膚とバリア機能が壊れた皮膚

健康な人の皮膚

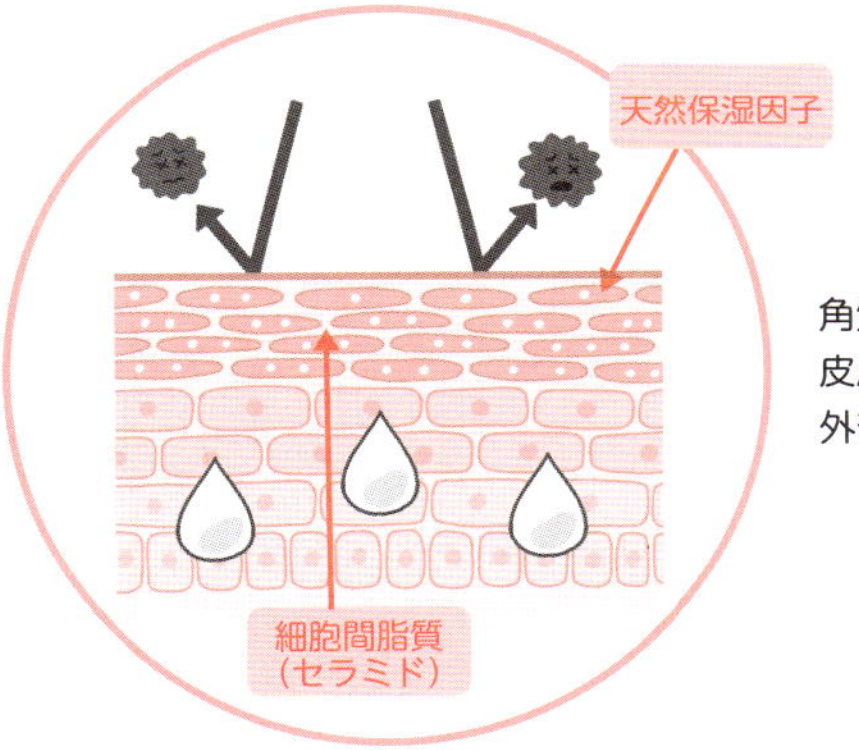

角質層がバリアになって
皮膚のうるおいを維持し、
外部からの異物の侵入を防ぐ

アトピーの人の皮膚

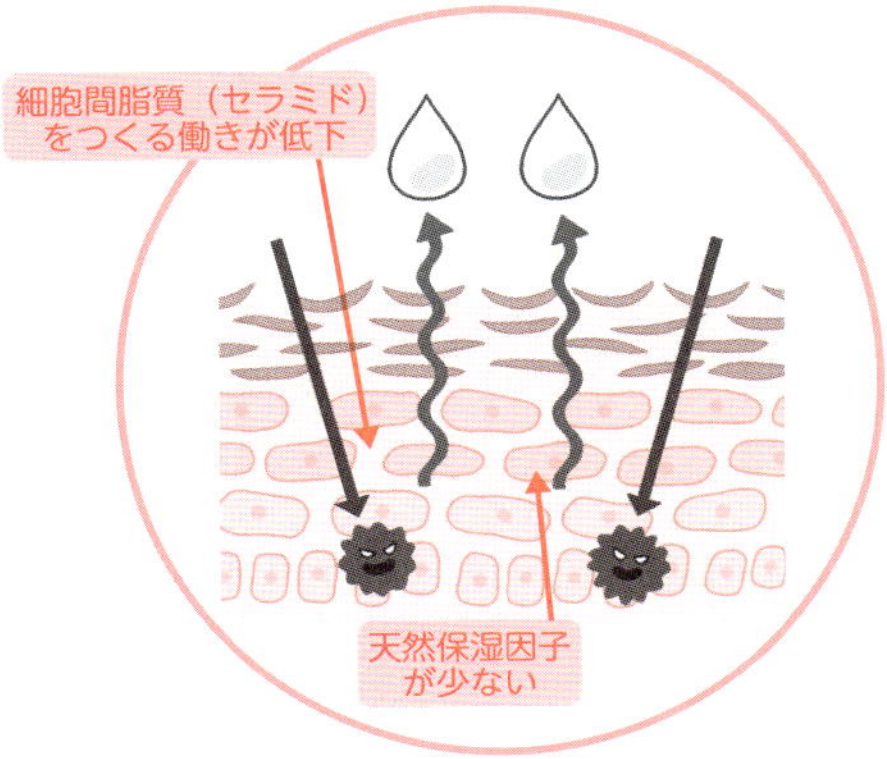

バリア機能が低下して
皮膚が乾燥し、
異物の侵入による炎症が起きる

アトピーはどのように診断するの？

医療機関を受診する目安

前述したように、アトピーはかゆみのある湿疹が慢性的によくなったり、悪くなったりを繰り返す病気です。患者さんの多くはアトピー素因を持ちます。

お風呂に毎日入れて石けんで体を洗い、1日2回以上の保湿をしているのに湿疹が治らない、むしろひどくなっている場合はすぐに受診してください。

保湿を少しサボって皮膚の状態が悪くなってしまったという場合は、まずはご自宅で1日2回以上の保湿を徹底してください。1週間経っても状態が改善しなければ、受診するようにしましょう。

アトピーの診断基準と検査

アトピーの診断では、本人や家族の既往歴の有無（ぜんそく、アレルギー性鼻炎、アレルギー性結膜炎、アトピーのいずれか、または複数）やIgE抗体を産生しやすい体質かどうかをはじめ、次に挙げた項目を基準に診断します。

・強いかゆみがあるか
・湿疹は左右対称かどうか
・症状がよくなったり悪くなったりを繰り返しているか
・ペットの有無
・ハウスダストが発生しやすい家に住んでいるかどうか
・特徴的な湿疹が認められるか　など

診察の際、医師は肌の状態を確認します。子どもの肌は日によって状態が変わりやすく、可能ならスマートフォンなどでいい状態のとき、悪い状態のときの写真を撮って医師に見せると、診断の助けになります。

診断の参考として行うことのある血液検査では、「血清IgE値」「末梢血好酸球数」「血清LDH値」「血清TARC（ターク）値」など、アトピーに伴って上昇しやすい数値を確認します。

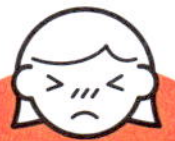

治療の三本柱は「スキンケア」「薬物療法」「悪化因子対策」

まずは皮膚炎を抑える

アトピーの治療はよく、火事に例えられます。大きな火事を防ぐためには、初期消火が大切です。アトピーの治療も、まずはすでに起こっている皮膚炎を抑えることを考えます。

皮膚炎を抑えるための最初のアプローチは、保湿剤によるスキンケアです。適切にケアすることで、皮膚のバリア機能を整えていきます。1～2週間様子を見て、改善するかを確認します。

抗炎症薬と抗ヒスタミン薬

それでも症状が改善しない場合や、そもそも症状が強かったりする場合は、抗炎症外用薬（ステロイド外用薬、タクロリムス軟膏など）を使用します。かゆみがある場合、かゆみ止めの抗ヒスタミン薬を服用することもあります。

ステロイド外用薬の使用について不安を感じる方もいらっしゃいますが、**十分な有効性と安全性が科学的に検証されています。**医師の指示に従って安心して使用してください。アトピーの炎症は速やかに、確実に鎮めることが重要です。ステロイド外用薬には、炎症を起こす細胞の増殖を抑え、炎症を鎮める効果があります。

正しいスキンケアと治療薬の併用で、ほとんどのアトピーは寛解します。ただ、治ったと思ってもまた再発するのがアトピーの特徴なので、一喜一憂しすぎずに治療を継続します。成長とともに皮膚のバリア機能が強くなれば、自然とよくなっていきます。

また、ダニやカビなどのアレルゲン、汗や睡眠不足などの悪化因子を取り除く対策も大切です。

ステロイド外用薬の正しい使い方

ステロイド外用薬は5つのランクに分かれる

ステロイド外用薬は、炎症を抑える作用の強さの順に、①ストロンゲスト（最も強い）、②ベリーストロング（とても強い）、③ストロング（強い）、④ミディアム（普通）、⑤ウィーク（弱い）――の5つのランクに分類されています（図表1-3）。

ランクは皮膚の状態を見て判断しますが、基本的に弱い薬からスタートし、症状が改善しないようであれば徐々に強いものに変えていきます。

主流はプロアクティブ療法

ここで最も重要なのは、皮膚がきれいになったからといって急にステロイド外用薬をやめないことです。きれいに見えても、皮膚の内側には炎症が残っていて、症状が再燃しやすいからです。

再燃を繰り返す症状に対して、保湿剤による毎日のスキンケアと定期的なステロイド外用薬により、皮膚の良好な状態をキープする治療法を「プロアクティブ療法」と言います。プロアクティブとは、「Pro（前もって）」「Active（動く）」という意味です。以前は症状が悪化したときだけ、保湿剤やステロイド外用薬を使用する「リアクティブ療法」も行われていましたが、近年はプロアクティブ療法がよく行われています。

プロアクティブ療法の具体的な進め方

はじめに、1日2回のステロイド外用薬で皮膚をきれいに治します（図表1-4）。多くの場合、2〜3日で皮膚の状態がよくなりますが、すぐに薬の使用をやめるのではなく、その後1週間は1日1回にして様子を見ます。そのままよい状態がキープできているなら、頻度を2日に1回、3日に1回、4日に1回と徐々に減らしていきます。もし、どこかのタイミングで症状が出たらステロイド外用薬を使用する頻度を上げます。そして、症状が治まったら再び頻度を減らしていきます。**保湿剤のみで皮膚の状態をキープできるようにすることが治療目標**です。皮膚の状態を見ながら調整していくため、自己判断で進めないようにしましょう。

図表 1-3　ステロイド外用薬のランク

ステロイドの強さ	主な商品名
強 Ⅰ群 strongest	ジフラール　ダイアコート　デルモベート
Ⅱ群 stronger	アンテベート　シマロン　テクスメテン　トプシム　ネリゾナ　バンデル　ビスダーム　フルメタ　マイザー※　リンデロン DP
Ⅲ群 strong	アドコルチン　エクラー　ザルックス　フルコート　プロパデルム　ベトネベート　ボアラ　メサデルム　リンデロン V
Ⅳ群 mild	アルメタ　キンダベート　ケナコルト A　リドメックス※　レダコート　ロコイド
Ⅴ群 weak 弱	プレドニゾロン

※の薬はほかの群に分類される場合もある

出典：環境再生保全機構「ぜん息悪化予防のための小児アトピー性皮膚炎ハンドブック」をもとに作成

図表 1-4　プロアクティブ療法のイメージ

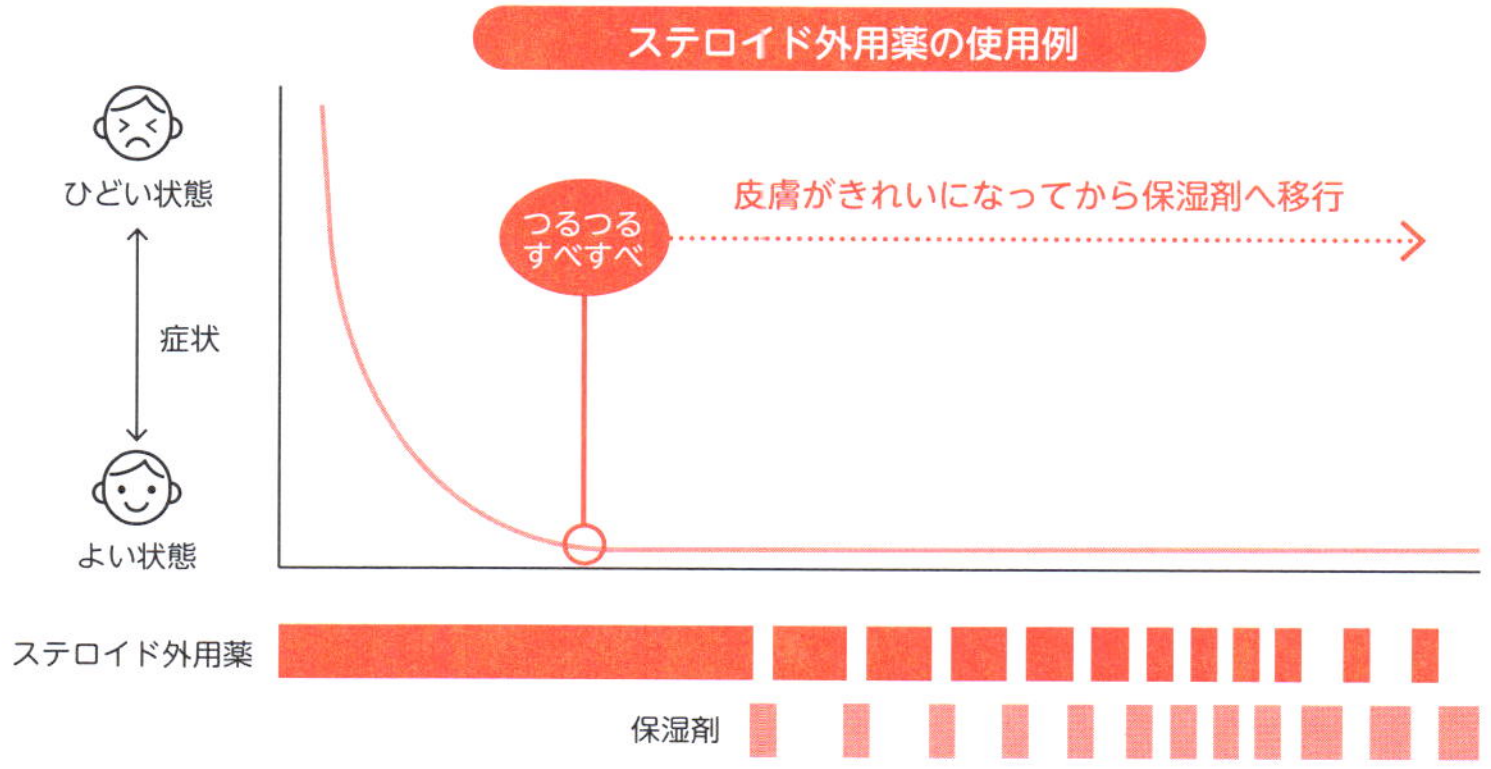

出典：環境再生保全機構「ぜん息悪化予防のための小児アトピー性皮膚炎ハンドブック」をもとに作成

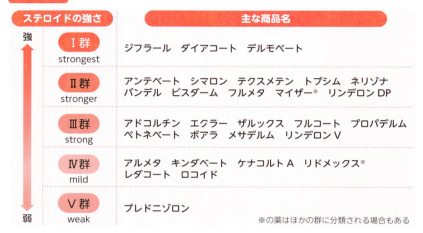

ステロイド外用薬の副作用

「そんなに継続してステロイド外用薬を塗って副作用は大丈夫？」と思われるかもしれません。しかし、ステロイド外用薬を短期間だけ使用してやめてしまうと、すぐに症状が再燃してしまいます。症状が改善したらやめ、再燃したら使用して……を繰り返していると、いつまでも治療をやめることができません。

プロアクティブ療法で皮膚の内部の炎症までしっかり治せれば、ステロイド外用薬をやめても、すぐに悪化することはありません。結果として、**長いスパンで見るとステロイド外用薬の使用量は少なく済む**のです。

ステロイドには、外用薬と内服薬の2種類があります。湿疹のある部位に塗る外用薬は安全性が高く、決められた量を決められた塗り方で使用すれば、副作用の心配はまずありません。長期間の使用で皮膚が薄くなるなどの副作用は報告されています。

一方、内服薬は成長抑制（背が伸びない）、免疫抑制（感染に弱くなる）、多毛（全身が毛深くなる）などの副作用が報告されています。子どもは成人より影響が出やすいので、内服薬の服用はあまり好ましい選択ではありません。

ステロイド外用薬と保湿剤の正しい塗り方

塗る前はきれいに手を洗う

塗る人は手をきれいに洗います。不潔な手で塗ると、手に付いている刺激物が子どもの皮膚を傷つけてしまうことがあるからです。

ステロイド外用薬や保湿剤は、入浴後、水分を拭き取ったらすぐに塗るようにしましょう。

たっぷりと皮膚にのせるように塗る

ステロイド外用薬や保湿剤は塗る量がとても大切です。大人の手の平2枚分の面積を塗るために必要な量は約0・5gです。0・5gとは大人の人差し指の先端から第一関節までの量になります。関節のしわなどを伸ばして、たっぷりと皮膚にのせるように塗りましょう（図表1-5）。

図表 1-5　ステロイド外用薬・保湿剤を塗る際の注意点

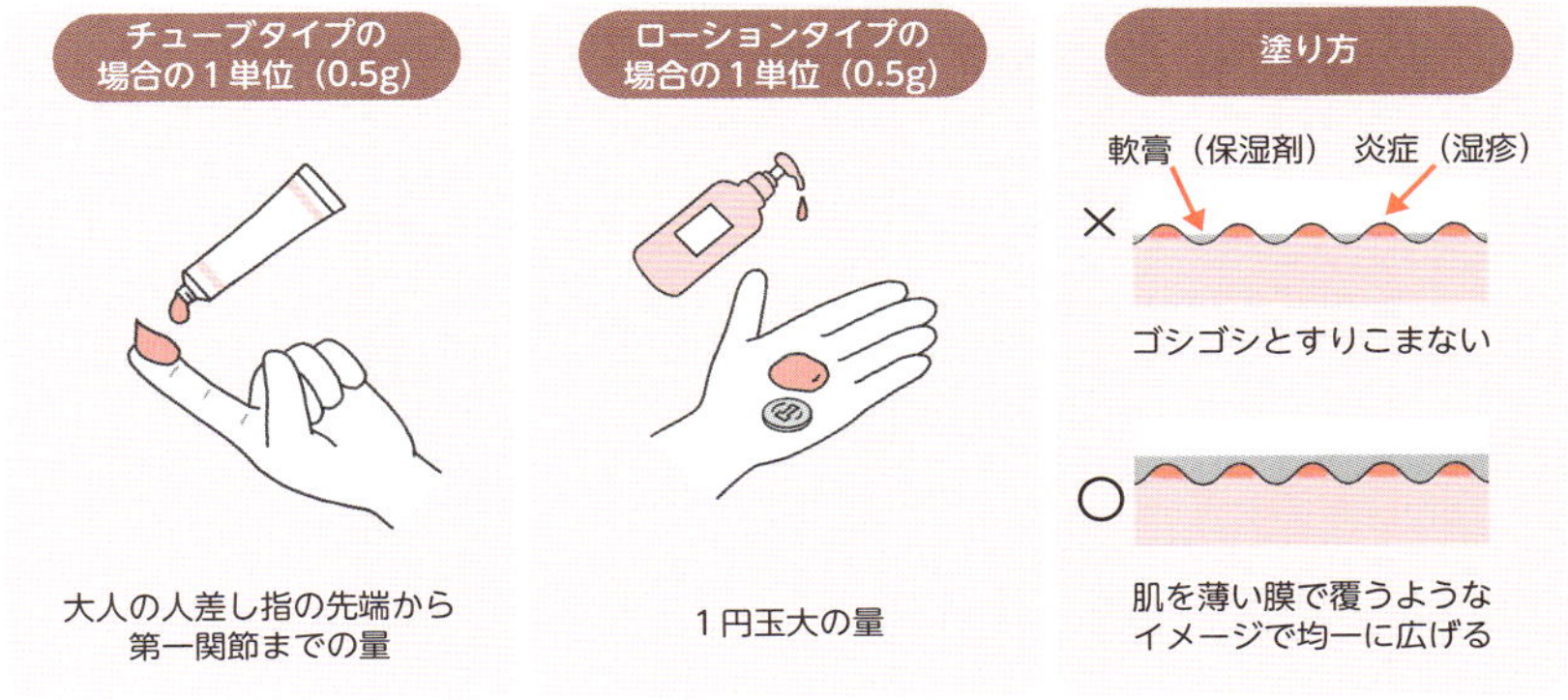

目のまわりを避けると乾燥がひどくなり、余計に目をこすりやすくなることがあります。まぶたは上から下へ、目頭から目尻へと、円を描くようにしっかり塗りましょう。

頭皮にローションタイプを使用するときは、髪を分けて地肌を出し、湿疹のあるところに薬が届くようにします。

ステロイド外用薬は一度に少量しか使わないと、期待している効果が発揮されないばかりか、塗る際の力が強くなりすぎて子どもの皮膚への摩擦が大きくなる原因になります。

塗ったあと、ティッシュ1枚がくっつくくらい、肌が少しテカテカする程度が適量です。見た目で症状がわかる部位だけでなく、触ったときにガサガサしている部位や、硬く感じる部位にも塗りましょう。かかりつけの医師の指示がある場合は医師の指示に従うようにします。

スキンケアで使用する保湿剤の選び方

基本的には、夏場はサラッとしたテクスチャーのローションタイプ、乾燥しやすい冬場はワセリンなど油分が多めの軟膏タイプをおすすめしています。ローションタイプの保湿剤はベースとなる成分が水なのに対し、軟膏タイプの保湿剤はベースとなる成分が油であるため、ベタつきがあります。

処方薬のなかで代表的な保湿剤が「ヒルドイド」です。有効成分である「ヘパリン類似物質」が皮膚のバリア機能を高めると言われています。スプレータイプやローション、クリーム、軟膏と種類があるので、季節や使用感で適切なものを選びます。

市販の保湿剤でおすすめは、敏感肌用スキンケアブランド「セタフィル」「NOV」「ドゥーエ」など低刺激のものです。ワセリンやヘパリン類似物質も市販されています。

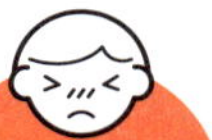

アトピーを悪化させる要因

汗が刺激になるため、蒸れやすい服は避ける

ダニやホコリ、細菌、花粉といったハウスダストがある環境は、アトピーを悪化させる要因になります。こまめに掃除をして布製品は定期的に洗濯しましょう。ダニは湿気を好むので換気・除湿を心がけます。

また、汗は時間が経つと肌の刺激になってしまうことがあります。汗をかいたら早めにシャワーで洗い流すようにしましょう。ぴったりしたサイズ感の服は蒸れやすいので**少し大きめの服、汗がすぐ乾く通気性・吸水性に優れた綿100%の服にする**のもおすすめです。

虫刺されやあせもに注意

「とびひ（伝染性膿《のう》痂《か》疹《しん》）」も悪化の要因になります。とびひとは、虫刺されやあせも、湿疹を掻いてしまって傷ができたり、乾燥肌や皮膚のバリア機能が低下している部位に細菌が感染することで発症します。「飛び火」するかのように周辺や離れた部位に症状が広がることが特徴です。**できるだけ日頃から爪を短く切り、皮膚炎や虫刺されなどを掻いて皮膚を傷つけないように注意**しましょう。

とびひの原因菌となるのは、黄色ブドウ球菌や溶血性レンサ球菌という種類の細菌です。これらは健康な人の皮膚にもいる常在菌です。アトピーの人の皮膚は抵抗力、殺菌力が弱まっているため、黄色ブドウ球菌が多く存在し、黄色ブドウ球菌が出す毒素によってアトピーが悪化しやすいと言われています。

強い日差しを避ける

アトピーの治療として「光線（紫外線）療法」があるくらいなので適度な日光浴は悪くありません。紫外線を浴びることで、免疫機能を高めるビタミンDをつくることもできます。

ただし、あまりにも強い日差しは肌の刺激となるので、海に入る場合はラッシュガードを着る、帽子をかぶるなどで日除けをしましょう。

日焼け止めを塗る場合は、肌への負担が少ない、紫外線吸収剤不使用のものを選んでください。容器に「紫外線吸収剤不使用」「ノンケミカル」と書かれているものです。保湿剤の「プロペト」を分厚く塗るだけで、日焼けによる皮膚かぶれを多少は防ぐことができます。

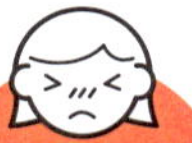

かゆみをコントロールする方法

かゆみが不眠や学力低下の原因に

皮膚炎がひどくなると、「かゆくて掻く↓皮膚炎が悪化する」という悪循環に陥ってしまいます。小学生以降になると、かゆくて眠れないことが不眠につながったり、イライラから学力低下を引き起こしてしまうこともあります。かゆみのコントロールは、アトピー治療の肝と言えます。

どうしても掻いてしまう場合の対処法

どうしても掻いてしまう場合は、子どもの手にワセリンをたっぷり塗って、皮膚を傷つけないようにする方法があります。ワセリンを塗っておくと、摩擦を抑えると同時に、かゆい場所にワセリンを塗ることもできます。日頃から爪は短く切り、かゆみ止めの処方を受けるのも手です。

また、温かくなるとかゆみが増すので、かゆい場所を冷やすこともおすすめです。冷たいタオルなどで冷やすと、かゆみが落ち着きます。**お風呂は38度程度のぬるめにして、長時間入らない**ようにしましょう。

Q&A アトピーに関するよくある質問と回答

Q1 乳児湿疹がありますが、離乳食をはじめてもいいですか？

A

赤ちゃんが生後5〜6か月になると、離乳食がはじまります。離乳食のスタート時期は、アトピーを発症しやすい時期と重なるので、このような相談をよく受けます。皮膚のバリア機能が低下していると、皮膚から食物のたんぱく質が入ってきてアレルギー症状を引き起こすことがあります。離乳食開始前に肌をツルピカにしておくことは目標ではありません。

しかしながら、離乳食をはじめる生後5〜6か月までに湿疹が治っていないことや、はじめようと思ったタイミングで湿疹が出ることもよくあります。そんなときは、湿疹があっても離乳食をスタートしてください。時期を遅らせる必要はありません。

乳児期に食物アレルギーを発症するケースのうち50〜60％は卵によるものですが、

卵を食べさせる時期を遅らせたからといって卵アレルギーの発症を防げるわけではありません。むしろ、ミルクのみで栄養が偏ることが心配です。適切な時期に食べられる量を食べたほうがアレルギーが出にくくなることもあります。

離乳食で新しい食材を試すときは平日の日中に食べさせると安心です。何かあったときにすぐ医療機関を受診できるからです。

Q2 処方された薬はいつまで使えますか？

A

湿疹が出たとき、「以前、もらった塗り薬があるからそれを使おう」と考えることもあるかと思います。ただ、薬には使用期限があるので注意が必要です。

小児科ではステロイド外用薬と保湿剤が混ざったミックス製剤が処方されることがあると思います。ミックス製剤の場合は時間が経つと分離してしまうので、3か月程度を使用期限の目安としてください。

ステロイド外用薬や保湿剤の多くは、容器に使用期限が書かれています。確認して使用期限が過ぎている場合は、医療機関で新たに処方してもらうようにしてください。

Q3 虫に刺されるとアトピーはひどくなりますか？

A 子どもはよく虫に刺されますよね。刺された虫に対してアレルギーがあると、大きく腫れて、なかなか治らないことがあります。かゆみがあって掻いてしまうことで、アトピーも悪化してしまいます。

公園や河原など、虫に刺されそうな場所に出かけるときは、長袖・長ズボンを着用し、虫よけスプレーでガードしましょう。

Q4 海水浴でアトピーが治るのは本当ですか？

A 海水の塩分でかゆみや痛みが出てしまう、紫外線が刺激になることが考えられ、どちらかといえば、症状が悪化する方のほうが多いのではないかと思います。ただ、海に入っても症状が出なければ、無理に避ける必要はありません。

世間には「これで治った」という情報が氾濫していますが、民間療法のなかには科学的な根拠が乏しいものも多く、よくならないどころか悪化のリスクもあります。アトピーは短期間で治ることはありませんが、正しい治療を行うことで症状をコントロールして、湿疹が出ない状態にすることができます。インターネットの情報などに惑わされず、まずは医療機関を受診して適切な治療を受けましょう。

第2章

疾患別の正しい知識とおうちケア②

食物アレルギー

吉澤和子

小児科専門医
ハピコワクリニック五反田医師

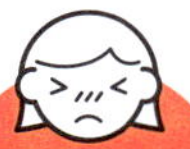

食物アレルギーってどんな病気？

乳幼児の5～10％が食物アレルギー

食物アレルギーは、特定の食べ物を食べたり、食べ物に触れたりしたあと、アレルギー反応があらわれる病気です。この**20年間で食物アレルギーになる子どもは約2倍**に増えていて、乳児の約10％、3歳児の約5％、学童期以降の1・3～4・5％が食物アレルギーを持っていると推測されています。

乳幼児で特定の食べ物に対して食物アレルギーを発症しても、成長とともに消化・吸収機能や免疫機能が発達し、その食べ物を食べても症状が出なくなる可能性が高くなります。これを「耐性獲得」と言います。

乳幼児期に発症する頻度が多い鶏卵、牛乳、小麦のうち、鶏卵は3歳までに約30％、6歳までに約66％が食べられるようになります。牛乳は6歳までに約70％の子どもが飲めるようになります。

図表2-1　即時型食物アレルギーの原因食物

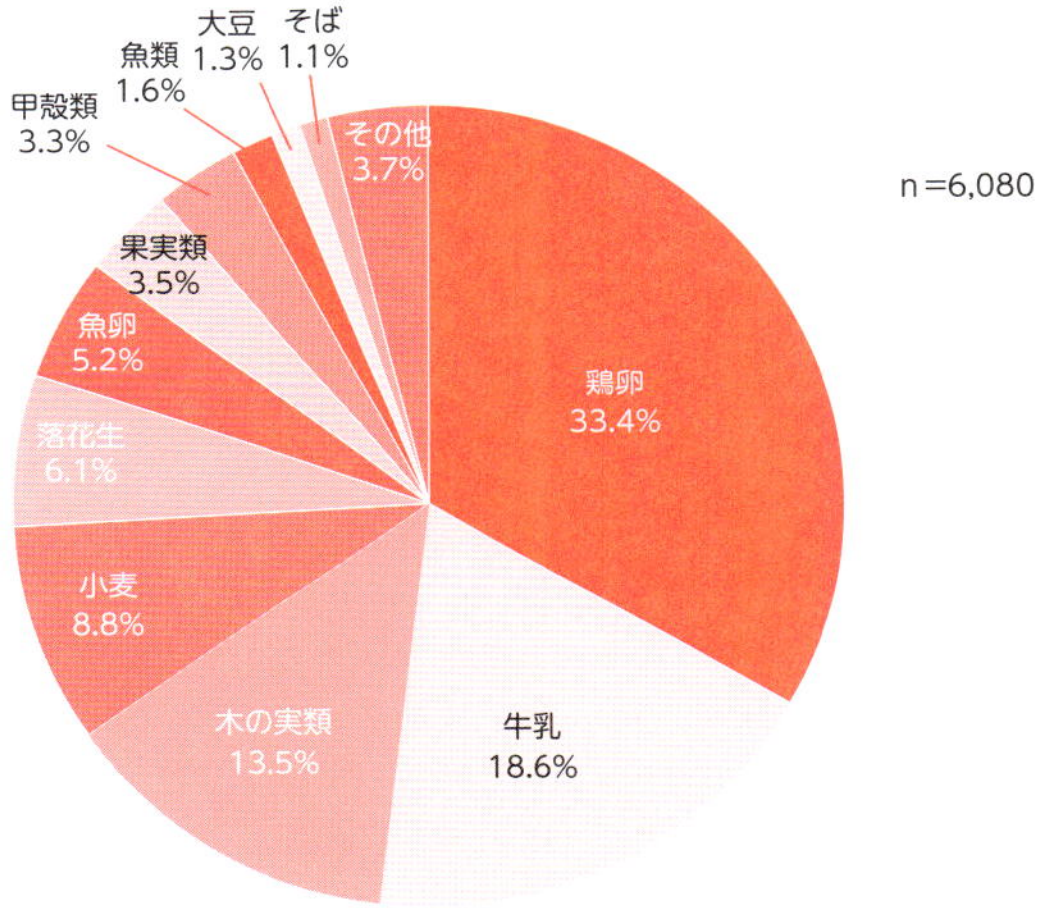

出典：消費者庁「令和３年度食物アレルギーに関する調査研究事業報告書」をもとに作成

一方、木の実類（クルミ、カシューナッツ、マカダミアナッツ、アーモンドなど）、魚類、果実類、そば、種子類のアレルギーは、なかなか食べられるようにならないと考えられています。

三大原因食物は卵、牛乳、小麦

食物アレルギーを引き起こす食べ物を原因食物と言います。原因食物の約３分の２は鶏卵、牛乳、小麦で、この３つは三大原因食物と呼ばれています（図表2-1）。特に鶏卵を原因食物とする人の割合は高く、全体の約33・４％を占めています。

原因食物は年齢によって変わっていきます（図表2-2）。乳幼児期は鶏卵、牛乳、小麦、木の実類、落花生など、学童期以降は甲殻類、果実類、小麦、魚類などが多くなっています。このため診断は定期的に見直しを行い、できるだけ早く原因食物を食べられるようにしていきます。

食物アレルギーの症状

食物アレルギーは、「即時型」と呼ばれるタイプが一般的です（「即時型」ではない、特殊な食物アレルギーについては後述します）。即時型の場合、原因食物を食べたり、触ったりしたあと2時間以内に症状があらわれます（図表2-3）。

生命の危険があるアナフィラキシーショック

食物アレルギーの症状は、体の一部だけにあらわれることもあれば、複数の臓器にわたってあらわれることもあります。

あらわれる臓器の症状の強さで重症度が分類され、軽症の場合は皮膚症状が部分的で消化器症状も弱くなりますが、中等症になると皮膚症状が全身に広がるだけでなく軽い息苦しさなど呼吸器症状があらわれ、重症になると強い腹痛や嘔吐を繰り返し、

図表 2-2　年齢別原因食物（新規発症）

	0歳 (1,736)	1～2歳 (848)	3～6歳 (782)	7～17歳 (356)	≧18歳 (183)
1	鶏卵 61.1%	鶏卵 31.7%	木の実類 41.7%	甲殻類 20.2%	小麦 19.7%
2	牛乳 24.0%	木の実類 24.3%	魚卵 19.1%	木の実類 19.7%	甲殻類 15.8%
3	小麦 11.1%	魚卵 13.0%	落花生 12.5%	果実類 16.0%	果実類 12.6%
4		落花生 9.3%		魚卵 7.3%	魚類 9.8%
5		牛乳 5.9%		小麦 5.3%	大豆 6.6%
6					木の実類 5.5%
小計	96.1%	84.2%	73.3%	68.5%	69.9%

※各年齢群で 5% 以上の頻度の原因食物。小計は各年齢群で表記されている原因食物の頻度の集計。
原因食物の頻度（%）は少数第 2 位を四捨五入したものであるため、その和は小計と差異がある

出典：消費者庁「令和３年度食物アレルギーに関する調査研究事業報告書」をもとに作成

図表 2-3　食物アレルギーの症状と発症頻度

症状があらわれる部位（発生頻度）	主な症状
皮膚の症状（93.1%）	かゆみ、じんましん、赤くなる
目の症状（32.2%）	目のかゆみ、目の充血、まぶたの腫れ
消化器の症状（29.4%）	腹痛、吐き気、嘔吐、下痢
口の症状（25.4%）	口のなかの違和感、唇の腫れ
呼吸器の症状（17.5%）	声がかすれる、ぜい鳴（ゼーゼー、ヒューヒュー）、せき、息がしにくい
ショック症状（12.2%）	意識がない、ぐったり、唇や爪が青白い
鼻の症状（10.7%）	くしゃみ、鼻水、鼻づまり

出典：東京都健康安全研究センター「アレルギー疾患に関する３歳児全都調査（令和元年度）報告書」をもとに作成

便失禁をしたり、ぐったりして意識を消失したりすることもあります。

複数の臓器に重い症状があらわれることを「アナフィラキシー」と呼び、特に血圧低下や意識障害などのショック症状を伴うようなケースを「アナフィラキシーショック」と呼びます。

これは生命を脅かす可能性がある、非常に危険な状態です。すぐに救急車を呼ぶ必要があります（図表2-4）。「アドレナリン自己注射薬（エピペン®）」を処方されている場合は速やかに注射します。

アナフィラキシーショックは、鶏卵、牛乳、小麦のアレルギー症状で起こすことはまれで、ナッツや甲殻類で起こすことが多くなっています。

図表 2-4　アナフィラキシーショックの緊急対応

●アレルギー症状があったら 5 分以内に判断する
●迷ったらエピペン®を打つ。ただちに 119 番通報をする

緊急性が高いアレルギー症状

全身症状

□ぐったり
□意識もうろう
□尿や便を漏らす
□脈が触れにくいまたは不規則
□唇や爪が青白い

呼吸器の症状

□のどや胸が締め付けられる
□声がかすれる
□犬が吠えるようなせき込み
□息がしにくい
□持続する強いせき込み
□ゼーゼーする呼吸
（ぜんそく発作と区別できない場合を含む）

消化器症状

□持続する強い（がまんできない）お腹の痛み
□繰り返し吐き続ける

1 つでもあてはまる場合

緊急性が高いアレルギー症状への対応

①ただちにエピペン®を使用する
②救急車を要請する（119 番通報）
③その場で安静にする（下記の体位を参照）
④その場で救急隊を待つ
⑤可能なら内服薬を飲ませる

ない場合

内服薬を飲ませる
↓
保健室または安静にできる場所へ移動する
↓
5 分ごとに症状を観察し、緊急性の高いアレルギー症状の出現には特に注意する

●エピペン®を使用し、10 ～ 15 分後に症状の改善が見られない場合は、次のエピペン®を使用する（2 本以上ある場合）
●反応がなく、呼吸がなければ心肺蘇生を行う

安静を保つ体位

ぐったり、意識もうろうの場合

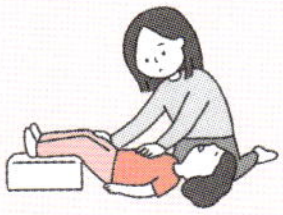

血圧が低下している可能性があるため、仰向けで足を 15 ～ 30cm 高くする

吐き気、おう吐がある場合

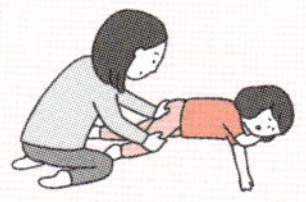

おう吐物による窒息を防ぐため、体と顔を横に向ける

呼吸が苦しく仰向けになれない場合

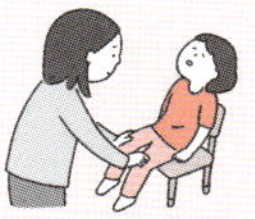

呼吸を楽にするため、上半身を起こし、後ろに寄りかからせる

出典：東京都保健医療局「食物アレルギー緊急時対応マニュアル」をもとに作成

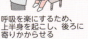

どうして、食物アレルギーになるの？

皮膚から原因食物が入る「経皮感作」

食物アレルギーを発症しやすいかどうかは、ほかのアレルギーと同様に遺伝要因（アレルギー体質）や環境要因が関係していますが、近年、食物アレルギーのトリガーとして注目されているのが、**皮膚から原因食物が入る「経皮感作」**です。

食べ物のアレルゲンは、目に見えない微細な粒子として室内を漂っています。それが皮膚や口（呼吸）から入り、アレルギーになってしまうことがあるのです。

２０１１年に発覚した「茶のしずく石鹸事件」では、小麦の加水分解成分を配合した石けんを使用していた人が次々に重篤な小麦アレルギーを発症し、大きな社会問題となりました。加水分解された小麦のたんぱく質（加水分解コムギ）が皮膚や粘膜から体に侵入して免疫反応を起こし、「異物」として体に覚えられてしまったのです。

その結果、小麦を食べてアレルギー反応を起こす人が多発しました。

本来、口から入る食べ物ではアレルギー反応が起こりにくいことがわかっています。消化吸収の過程で、アレルギーの発生要素となるＩｇＥ抗体の生成を促す「抗原性」が落ち、免疫にブレーキをかけてアレルギーを抑えてくれるからです。

アトピーと食物アレルギーの関係

アトピーなどで皮膚のバリア機能が落ちている場合、食物アレルギーの発症リスクが上がります。**アトピーがある場合、鶏卵への感作リスクが４～12倍に上がった**という研究報告もあります。また、皮膚炎の出現時期が早ければ早いほど、食物アレルギーの発症リスクが増すと言われています。

最近の研究ではアトピーのある乳児に対して、適切なスキンケアと薬物治療で皮膚をきれいにしたあと、生後６か月からごく微量の加熱鶏卵を食べさせることで、卵アレルギーの発症リスクを減らすことができたと報告されています。

新生児の早期から皮膚を守るスキンケアが欠かせません。もし乳児に皮膚炎がある場合、できれば離乳食がはじまるまでに肌をツルピカにすることを目指して、医療機関で適切な治療を受けてください。

離乳食を遅らせても食物アレルギーの予防にならない

皮膚からアレルゲンが入る「経皮感作」の話をすると、「うちの子は皮膚炎があるから離乳食をはじめるのが心配」「離乳食を遅らせればいいのでは？」と考える人がいます。しかし、**離乳食を遅らせたからといって、食物アレルギーを予防できるわけではなく、むしろ遅らせることで食物アレルギーの発症リスクは上がります。**

また、鶏卵、牛乳、ピーナッツに関しては、早めに離乳食に加えることで食物アレルギーの発症を予防できるという研究結果もあります。適切な時期に離乳食をはじめることで、食物アレルギーの発症を抑制することができるのです。

荒れた皮膚から経皮的にアレルゲンが入る前に、適量を口から食べることによって、アレルギーを抑える細胞の発達が促されます。その結果、口から入れた食べ物にアレルギー症状が出ない耐性（免疫寛容）ができると考えられています。

離乳食は遅らせず、スケジュール通りに進めましょう。症状が出る可能性があるので、はじめはごく少量から徐々に増やしていってください。食物アレルギーを疑う症状が出たら、医療機関を受診するようにしましょう。

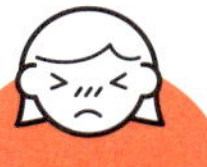

食物アレルギーはどのように診断するの？

ステップ1：問診

特定の食べ物を食べたときに何度も症状があらわれる場合は、食物アレルギーが考えられます。食物アレルギーの診断では、問診が最も有力な情報源になります。問診では次のようなことを確認します。

・何を食べたのか（例：鶏卵）
・どのような調理方法で食べたのか（例：卵焼きにして）
・一緒に調理したものはあるか（例：離乳食用の粉末状のだしと、ゆでて刻んだ小松菜を卵に混ぜて一緒に焼いた）
・どれくらいの量を食べたのか（例：鶏卵1個の4分の1の量）
・食べたあと何分後に、どのような症状が出たのか（例：食べた直後に口とのど周辺が赤くなり、ポリポリ掻いていた）

これらがわかるように、症状をメモしたり、皮膚症状の写真を撮ったりしておき、できるだけ詳しく説明すると診断の助けになります。問診では、ほかのアレルギーと同様に、両親やきょうだいにアレルギーの人がいるかどうかも確認します。

複数の食材を同時に食べて症状が出ると、原因食物を特定できません。そのため、**離乳食で初めての食材を食べさせるときは1種類ずつ試しましょう。**瓶やパウチなどで売られているレトルトのベビーフードは複数の食品が入っていることが多いので、原材料表示を見て、まだ試していない食材が含まれていないかを確認します。

レトルトのベビーフードでアレルギー症状が出てしまったときは、原材料表示を写真に撮って医師に見せましょう。

ステップ2：アレルギー検査

問診の次に、アレルギー検査を行います。採血による血液検査やプリックテストが一般的です。

血液検査では、特定の食べ物ごとに血液中の特異的ＩｇＥ抗体の量を調べます。特異的ＩｇＥ抗体の値が高いほど、その食べ物を食べたときに症状が出る可能性は高いと言えます。一度の採血で複数の食べ物を調べることができるので、たとえば、ナッツアレルギーでどの種類のナッツの数値が高く出るのかを知りたいなど、食べ物を特定したいときに役立ちます。

プリックテストでは、アレルギーが疑われる食べ物のエキスを腕に1滴垂らし、針を軽く押し当てます。15分後に膨疹や発赤が出たら陽性です(詳しくは37ページ参照)。

血液検査やプリックテストで陽性となった食べ物でも、食べたときに症状が出なければ食物アレルギーとは診断されず、除去する必要はありません。また、血液検査で明らかになった特異的IgE抗体の値から、その食べ物をどれくらいの量食べることができるのか、誘発される症状の強さはどれくらいかを推定することはできません。アレルギー検査の結果をどのように判断すればいいかは、医師とよく相談する必要があります。

ステップ3：食物経口負荷試験

原因食物の確定診断が必要な場合は、食物経口負荷試験を行います。食物経口負荷試験とは、原因食物や疑わしい食べ物を単回または複数回食べて、実際にアレルギー症状が出るかどうかを確認します。確定診断だけでなく、安全摂取量の決定、耐性獲得の確認を目的に、救急体制の整った病院で医師の監視のもとで行います。

一定の基準を満たした施設での試験は保険適用となっています。全国の主要な実施施設は、食物アレルギー研究会のホームページ（https://www.foodallergy.jp/）で検索できます。

念のための検査は必要ない

離乳食をはじめる前に、「食物アレルギーが心配だから念のために検査をしたい」という方がいらっしゃいます。しかし、症状が出ていないのに検査をする必要はありません。検査の結果は確定診断とならず、検査をして陽性であっても食べられるケースはたくさんあるからです。

また、赤ちゃんの血管は細いため熟練の小児科専門医であっても採血が難しく、1回で採血できないこともあります。ただでさえ血液の量が少ない赤ちゃんにとって、採血は大きな負担になりますし、本人の苦痛も伴います。医師と相談して必要なときのみ行うようにしましょう。

治療のキホンは必要最低限の除去

「食べられる範囲」までは食べる

食物アレルギーの治療では、原因食物を特定して食べないようにする「除去療法」を行います。ただし、原因食物であっても少量なら症状が出ない、加熱すれば食べても大丈夫ということがあります。そうした場合は、「食べられる範囲」までは食べるようにします。**除去は必要最低限にとどめることが大切**です。

以前は原因食物を完全に食べない「完全除去」が主流でしたが、現在はアレルギー症状が出ないギリギリの量を食べることで耐性獲得を目指す治療がスタンダードになっています。

必要最低限の除去で済めば、食事メニューの選択肢が広がります。多種多様な食べ物から栄養を摂ることは子どもの健やかな成長に欠かせません。

除去のしすぎに注意

除去療法でよくあるのが、「除去しすぎ」という問題です。たとえば、大豆アレルギーだからといって、醤油や味噌も徹底的に食べない方がいらっしゃいますが、たいていの調味料は除去の必要はありません。

魚アレルギーでも、かつおだしやいりこだしは食べられることがほとんどです。ごまアレルギーも重度でなければ、ごま油は問題ありません。鶏卵にアレルギーがある方はお菓子に気をつけていることが多いと思いますが、クッキーなどに含まれる卵殻カルシウムは食べても大丈夫なケースがほとんどです。必要以上に除去しないようにしましょう。

ただし、食べられる範囲は個人差がありますので、必ず医師に相談するようにしてください。正確な判断には食物経口負荷試験が必要になります。

足りない栄養素は別の食べ物で補う

複数の食べ物でアレルギー症状が出ると、バランスよく栄養を摂れなくなることがあります。このような場合は、足りない栄養素を別の食べ物から補うなど工夫する必要があります。

たとえば、魚のアレルギーがあるとビタミンDが不足することがあります。ビタミンDが不足すると、骨がうまく形成されず、身長の伸びが悪くなったり、足の骨が変形する「くる病」になったりすることがあるため、きくらげや舞茸などのきのこ類や卵黄などからビタミンDを摂るようにします。

また、牛乳アレルギーによるカルシウム不足も気をつける必要があります。研究によると、**牛乳アレルギーで3歳過ぎまで乳製品の除去を行っていた子どもは、就学以降の身長の伸びが悪くなった**という報告があります。牛乳アレルギーの場合は、干しエビや大豆製品、小松菜などからカルシウムを摂るといいでしょう。また、少量だけなら飲める場合は、飲める量だけ飲むことも大切です。

特に乳児は成長・発達に影響が出ないように十分に配慮する必要があります。医師の正しい指導を受け、場合によっては食物アレルギーに詳しい管理栄養士に栄養管理をしてもらう必要があるかもしれません。成長曲線に沿って発育しているかをしっかり把握しておくようにしましょう。

食物経口免疫療法

食物経口免疫療法（経口減感作療法）とは、自然経過では早期に耐性獲得が期待できない重度の食物アレルギーの人に対して、食物経口負荷試験で原因食物を食べても症状が出ない量を確認したうえで、医師の指導のもと計画的に原因食物を少しずつ食べながら、徐々にその量を増やしていく治療法です。

20年ほど前から研究されており、日本小児アレルギー学会の「食物アレルギー診療ガイドライン2021」では、「完全除去を続けるよりは有用」と位置づけられました。しかし、アナフィラキシーを起こすリスクがあることから、一般診療としては推奨されておらず、限られた施設で研究的に行われています。食物アレルギーを熟知した専門医によって、救急対応に万全を期したうえで実施します。

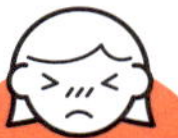

原因食物の除去を解除する

自己判断は危険

原因食物の食べられる量は、多くの場合、成長とともに増えていきます。いつ頃食べられるようになるかは食べ物の種類や個人差で異なりますが、**食物アレルギーを持つ乳幼児の約半分は3歳までに食べても症状が出なくなります。**

除去解除は医師の判断によって進められます。まず、少量の食物経口負荷試験を行い症状が出なければ、一定期間同じ量を家庭で摂取します。次に中等量を試し、問題がなければ日常摂取量まで増やし、症状が出なければ除去解除になります。

自己判断で「そろそろ食べられるようになったかな？」と食べさせて重篤なアレルギー症状を引き起こすこともあるので、必ず医師の判断のもと行ってください。

食事療法は無理のない範囲で！

医師の指示により、原因食物の食べる量を少しずつ増やしていくように指導されることがあります。そうした場合、おうちで「今日は卵1個の16分の1、明日は8分の1……」のように、厳密にスケジュールを組んでしまうと負担が大きくなるので、無理のない範囲でお子さんの機嫌や体調のいいときに食べさせてみるとよいでしょう。毎日少しずつ量を増やすのが理想ではありますが、週に3日程度、それも難しければ週に1日だけでも構いません。

鶏卵の場合は市販の「卵ボーロ」、卵白であれば市販の食パンで行うことも可能です。家庭での食事療法が大変なときは、医師に相談して、ご家庭の事情に合った進め方を提案してもらいましょう。

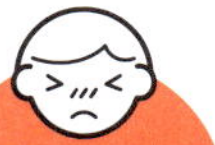

症状があらわれたときの治療法

症状や重症度で治療法は変わる

即時型アレルギーでは、それぞれの症状や重症度にあわせて治療を行います。じんましんやかゆみに対しては抗ヒスタミン薬、せきやぜん鳴といった気管支症状に対しては気管支拡張薬の吸入などを行います。

皮膚症状のみで軽症の場合は、患部を冷やすことでかゆみが落ち着くことがあります。温めると症状が悪化してしまうので、**夜間に症状が出た場合はお子さんをお風呂に入れず、濡れタオルなどで冷やして、翌日に医療機関を受診する**ようにしてください。

エピペン®は家族で使い方を覚えておく

アナフィラキシー発現時はエピペン®を打ちます。エピペン®は、過去に食物アレルギーで重篤なアナフィラキシー反応を起こしたことがある人、医師がアナフィラキシー反応を起こす可能性が高いと判断した人に処方されます。万が一に備えて、使い方や注射するタイミングを家族で確認しておくことが大切です。本人・家族以外に保育園や学校の先生、救急救命士も注射することができます。

エピペン®使用後は速やかに医療機関を受診します。症状が一時的に治まっても再燃することがあるからです。

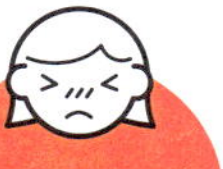

外食時や保育園・学校生活での注意点

うどん屋でそばアレルギー!?

レストランや食堂など飲食店には、使用している材料のアレルギー表示義務はありません。そのため外食はリスクが高く、注意が必要です。

そばアレルギーの人がうどん屋さんに行ってうどんを食べたらアレルギーの症状が出たという場合、そばと同じ鍋で茹でたうどんを食べて症状が出てしまった可能性があります。また、おしゃれなレストランで出てくるサラダのドレッシングには、ナッツ類やエビなどが入っていることがあります。

不測の事態に備えて、常日頃から薬（抗ヒスタミン薬、気管支拡張薬、ステロイド薬）やエピペン®などを持ち歩き、症状が出てしまった場合にすぐに対処きるようにしておきましょう。

保育園や学校生活はどうする？

給食での原因食物の除去をはじめ、保育園や学校で安全に生活を送るための計画づくりに欠かせないのが、「生活管理指導表（アレルギー疾患用）」です。主治医が記入し、年度はじめに保護者を通じて保育園や学校に提出する必要があります。アレルギーの状況は子どもの成長に伴って変わるため、**年に1度の検査を通じて再評価した最新の状況を生活管理指導表に記入**して提出します。

保育園や学校の給食は集団活動であるがゆえに誤調理や誤配膳などによる誤食が起きやすくなっています。必要最小限の除去が難しい場合は完全除去にすることも検討しましょう。

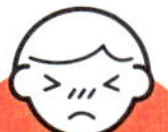

果物や野菜が嫌い！　それってアレルギーかも

口腔アレルギー症候群

お子さんが生野菜や果物を嫌がる場合、嗜好の問題ではなく、実はアレルギー症状があらわれているからかもしれません。

生野菜や果物を食べてから数分後に口や舌、唇、のどにかゆみ、しびれ感、イガイガする感じなどのアレルギー症状があらわれることがあります。これを「口腔アレルギー症候群（Oral Allergy Syndrome：ＯＡＳ）」と言います。

花粉－食物アレルギー症候群

ＯＡＳは特に花粉症の人が発症しやすくなっています。これは花粉のアレルゲンと生野菜や果物のアレルゲンの構造・形が似ているため、免疫が誤作動し、アレルギー反応（交差反応）を起こしてしまうからです。花粉アレルゲンとの交差反応に

図表 2-5 花粉と交差反応を起こしやすい食べ物

飛散時期	花粉		花粉と関連のある主な食物例
1～6月	カバノキ科	ハンノキ／シラカンバ	リンゴ／モモ／サクランボ／大豆（豆乳）／キウイフルーツ
3～6月	ヒノキ科	スギ／ヒノキ	トマト
4～9月	イネ科	オオアワガエリ／カモガヤ	トマト／メロン／スイカ／キウイフルーツ／オレンジ
7～11月	キク科	ヨモギ	セロリ／ニンジン
		ブタクサ	バナナ／メロン／スイカ

出典：「食物アレルギー診療ガイドライン2021」をもとに作成

より、OASが誘発されることを「花粉―食物アレルギー症候群（Pollen-Food Allergy Syndrome：PFAS）」と呼びます（図表2-5）。

2024年6月には、学校給食で提供されたびわが原因で児童生徒126人に集団アレルギーが起きて、ニュースになりました。これもPFASの可能性が高いと言われています。

お子さんが好き嫌いをしたときに、「ダメ！」と無理強いするのではなく、必要に応じてアレルギーを疑ってみてもいいかもしれません。**加熱したら食べられることもある**ため、検査をしつつ食べ方を医師と相談しましょう。

即時型以外の特殊な食物アレルギー

消化管アレルギー

食物アレルギーのほとんどは「即時型」ですが、特殊なアレルギーもあります。たとえば、新生児や乳児が粉ミルクなどを飲んで数時間後に嘔吐や血便などの症状が出る「消化管アレルギー」です。アレルギーの多くは皮膚など体の表面に症状が出ますが、消化管アレルギーは下痢や血便、嘔吐などの消化器症状がメインで、IgE抗体が見つからないのも特徴です。**原因のほとんどは人工粉ミルクですが、完全母乳で発症することもあります。**

健康な赤ちゃんでも新生児のときは、ミルクを飲んで吐き戻すことが多いので、診断は難しくなります。まったく体重が増えない場合は、消化管アレルギーを疑います。疑いがある場合はアレルギー用ミルクへ変更して、症状の改善があるかなどを確認していきます。多くは1〜2歳までに治ります。

食物依存性運動誘発アナフィラキシー

食物依存性運動誘発アナフィラキシーは、特定の食べ物を食べてから運動すると症状があらわれる食物アレルギーです。

食べるだけ、運動するだけでは起こらず、食べ物と運動の組み合わせで生じるのが特徴です。10〜20代で初めて発症することが多く、女子より男子に多い傾向があります。**原因食物の1位は小麦、2位は甲殻類ですが、この2つで全体の約90%を占めます。**

運動することで、消化管から吸収される栄養の量が増えることが原因のひとつではないかと言われています。対策としては、運動前に小麦や甲殻類の摂取を避ける、またはこれらを食べたら運動を控えるといった予防策が挙げられます。

原因食物が不明な場合は専門病院で誘発試験（食物経口負荷試験＋運動負荷試験）が必要になることもあります。

Q&A 食物アレルギーに関するよくある質問と回答

Q1 大人になってから食物アレルギーを発症することはありますか？

A

魚屋さんで働きはじめるようになってから魚アレルギーを発症したという話はよく聞きます。これは、水を扱う仕事で手湿疹がひどくなり、皮膚のバリア機能が下がっているところに少しずつ魚のアレルゲンが入り込み、経皮感作によってアレルギーが発症したと考えられます。

また、医療従事者はゴムに対するアレルギーが多いことがわかっています。医療従事者はよく手を洗うことから手が荒れやすく、荒れた手にゴム製の手袋をはめると皮膚からアレルゲンが入ってしまうからです。

その他にも、大人になってから発症しやすい食物アレルギーとして、「花粉－食物アレルギー症候群（ＰＦＡＳ）」があります。ＰＦＡＳは大人に多く、シラカンバ花粉症の人の約20％はＰＦＡＳだと言われています。

シラカンバ花粉症の方で、「以前は大丈夫だったのに、最近はリンゴやモモを食べるとのどがイガイガする」という方は、もしかしたらＰＦＡＳかもしれません。

Q2 上の子が食物アレルギーなので下の子も心配です。血液検査を受けたほうがいいですか？

A

血液検査では、アレルギーの傾向はわかりますが、検査結果だけでは確定診断を下せません。検査の結果が陽性であっても食物アレルギーではないこともありますし、反対に陰性でも症状が出ることがあります。

不必要な食物除去を避けるためにも、検査の必要性や時期は医師と十分に相談して決めましょう。

Q3 離乳食を食べると、赤ちゃんの口のまわりが赤くかぶれます。食物アレルギーでしょうか？

A

離乳食をはじめた時期の親御さんからよくある相談です。多くの場合、口のまわりの赤みは「接触性皮膚炎」で、よだれや食べ物のカスが触れることによって起こるものです。

食物アレルギーとの見分け方のポイントは、その部分だけに赤みやかぶれが見られるか、体のほかの部位にも同じようにあらわれるか、下痢など消化器症状があるかです。消化器症状がなく、口のまわりだけに見られる場合は、接触性皮膚炎の可能性が高いと考えられます。

もし、その他の部位にも発疹やかゆみ、膨らみが見られたり、消化器症状が見られたり、同じ食材を食べさせたときに必ず症状が出る場合は食物アレルギーの可能性が考えられるため、医療機関を受診しましょう。

アレルギーを起こしやすい食べ物とそうでない食べ物の見極めは専門医でないと難

図表2-6　調理法別に検討した全卵50g中のOVAおよびOM量

		全卵50gの抗原量		生卵と比較した抗原残存率	
		OVA	OM	OVA	OM
生卵		10,520mg	8,495mg	—	—
温泉卵		9,580mg	1,220mg	91.06%	14.36%
炒り卵		980mg	1,280mg	9.32%	15.07%
ゆで卵	12分固ゆで卵	1,200μg	1,000mg	0.01%	11.77%
	20分固ゆで卵	550μg	520mg	0.005%	6.12%

※OVA（卵白アルブミン）、OM（オボムコイド）は卵の主要抗原

出典：伊藤節子（2009）「食物アレルギー患者指導の実際（アレルギー実践講座）」『アレルギー』58巻,11号,pp.1490-1496.

しいため、少しでも不安に思うことがあればすぐに相談するようにします。赤くかぶれてしまう場合は、食べさせる前にワセリンなどで皮膚を保護しましょう。

また、加熱調理を電子レンジで行うことが多いと思いますが、電子レンジだと火加減の調整が難しく、加熱にムラがあることがあります。卵は加熱の温度が高いとアレルゲン性が下がりますが、加熱が十分でない部分があると、加熱した卵を食べられるお子さんでもアレルギー症状を発症してしまうことがあります（図表2-6）。

電子レンジは便利な調理家電ではありますが、離乳食を加熱調理するときはできるだけ使用を避けましょう。

Q4 アレルギー検査で卵は陰性だったのに、最近、卵を食べるとアトピーが悪化する気がします。

A

アトピーと食物アレルギーは関係があるものの、アトピー悪化の原因が卵かどうかは判断がつきかねます。「卵アレルギーになってしまった」と卵を除去するのは、もしかしたら早計かもしれません。たとえば、食事をとると体温が上昇するため、その影響でかゆくなりやすくなっている可能性もあります。

一方、アトピーがある場合、荒れた皮膚から卵のアレルゲンが侵入し、経皮感作によって卵アレルギーになった可能性はあります。アトピーがあると食物アレルギーのリスクが増すので、まずはスキンケアや外用薬で皮膚をケアしましょう。

第3章

疾患別の正しい知識とおうちケア③

ぜんそく

岸本久美子

アレルギー専門医／呼吸器専門医
ハピコワクリニック五反田院長

ぜんそくってどんな病気？

気道が狭くなり、呼吸が苦しくなる

ぜんそくとは、呼吸をするときの空気の通り道である気道が狭くなり、せきやたんが出て、呼吸が苦しくなる発作を繰り返す病気です。

ぜんそくの人の気道は、発作がないときでも炎症を起こしていて、表面がやけどのようにただれて、むくんでいて過敏になっています（図表3-1）。炎症がある気道はとても敏感で、刺激を受けると、ヒューヒュー、ゼーゼー、ゼロゼロといった「ぜん鳴」が聞こえるようになり、息苦しくなります。これが、ぜんそくの発作です。

ぜん鳴が聞こえなくても、2週間以上せきが続く、夜にせきがひどくなって眠れないなどの症状がある場合は、せき優位の軽いぜんそくやせきぜんそく（気流制限がない）の可能性があります。

図表 3-1　ぜんそくの人の気道

健康な人の気管支

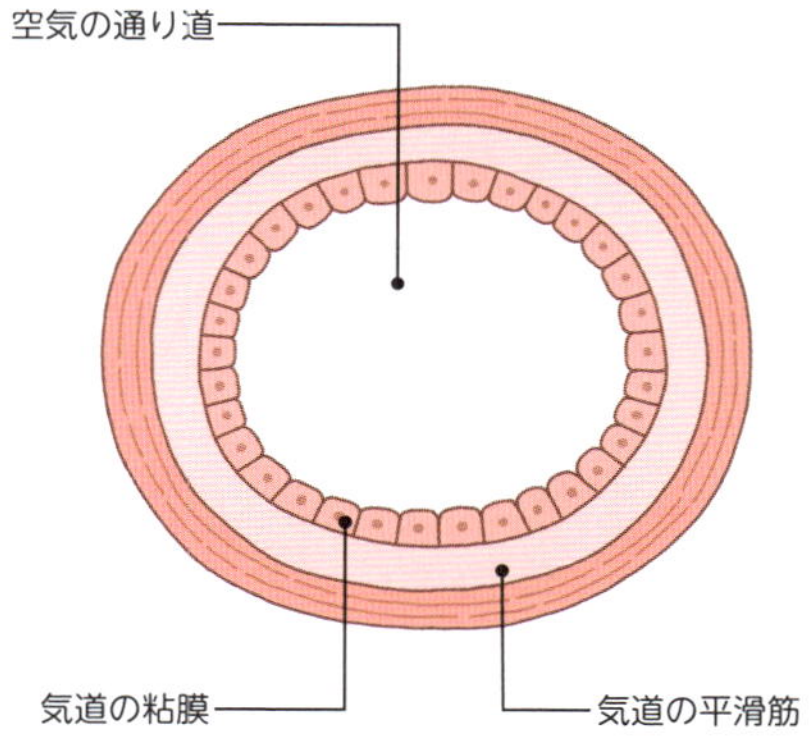

ぜんそくの人の気管支

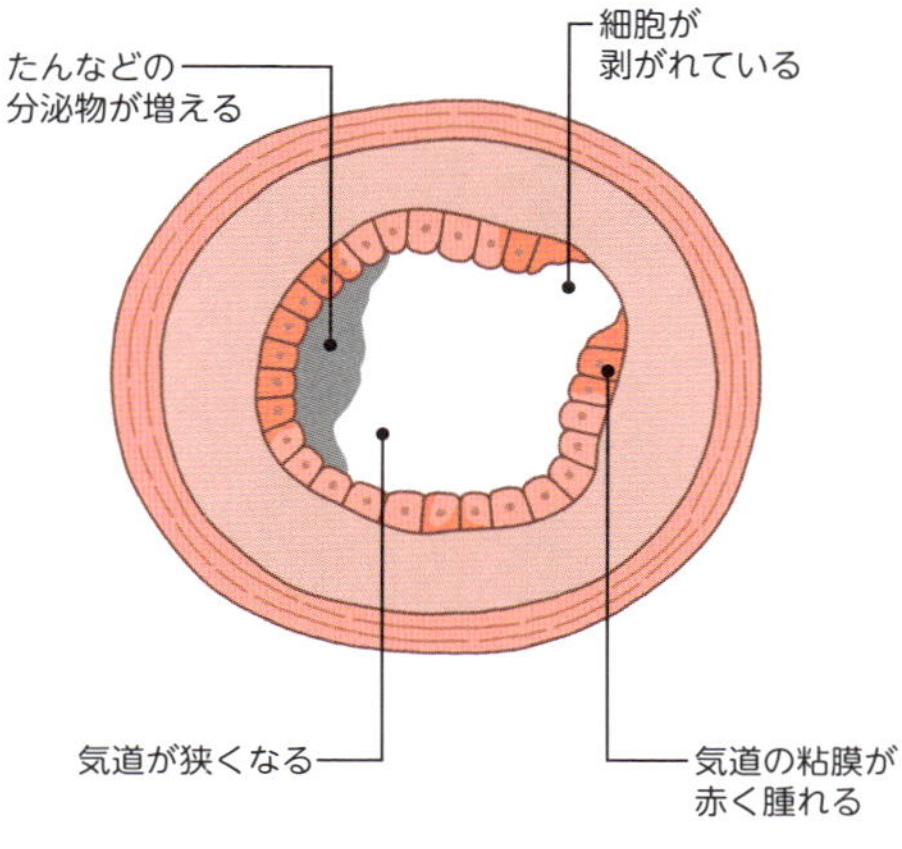

どうして、ぜんそくになるの?

アトピー型と非アトピー型に分かれる

ぜんそくは、ダニやホコリなど特定のアレルゲンに反応して症状が起こる「アトピー型ぜんそく」と、風邪などのウイルス感染症や気温・湿度の急激な変化、大気汚染、煙、ストレス、運動などが原因で起こる「非アトピー型ぜんそく」に分けられます。

小児ぜんそくの7~9割、成人ぜんそくの4~5割程度がアトピー型で、残りが非アトピー型と言われています。

ぜんそくの人はアレルゲンを吸うことで気管支が過剰に反応し、炎症を起こしています。ぜんそくを引き起こす原因となるアレルゲンには、ウイルス感染、ダニ、動物の毛、天候、大気汚染、タバコの煙、激しい運動、カビ、ストレスなどがあります。

特にダニは日本の住環境で増殖しやすく、多くのぜんそくの方のアレルゲンになっています。適切な対策や生活の工夫をしてアレルゲンにさらされる機会を減らしましょう。

身のまわりにあるアレルゲンや悪化要因に対処することで発作を予防し、症状をコントロールできます。

どういう子どもがぜんそくになりやすい？

小児ぜんそくの7～9割はアトピー型であることから、アトピー性皮膚炎や食物アレルギーがある子どもはぜんそくになりやすいと言えます。

また、遺伝も関係するため、家族歴（家族にぜんそくの人がいる）があると、子どもがぜんそくになる可能性は高まります。ただし、アレルゲンなどの環境因子の影響もあるため、両親がぜんそくだからといって必ずしも子どもが発症するとは限りません。きょうだいで、上の子がぜんそくでも、下の子は発症しないこともあります。女児よりも男児のほうが1・5倍ぜんそくになりやすいと言われています。

ぜんそくはどのように診断するの？

特徴は「過敏性」「反復性」「可逆性」の3つ

ぜんそくを診断するうえで、重要な手掛かりとなるのは問診です。「うちの子はもしかしたら、ぜんそくかも？」と思ったら、お子さんの症状や生活環境などを把握してから医療機関を受診するようにしましょう。

ぜんそくの症状には「過敏性」「反復性」「可逆性」の3つの特徴があり、患者さんはそのすべてを満たすことが多くなっています（図表3-2）。

問診や検査などで総合的に診断

問診では、これらの特徴だけでなく、ぜんそく以外にアレルギーを持っているか、家族歴があるか、アレルゲンを吸う環境にあるか（ペットの有無、自宅にダニやホコリが溜まりやすい場所、布製品があるか）、何をきっかけに症状が出たか（風邪をひ

図表3-2　ぜんそくの症状に見られる3つの特徴

少しの刺激で反応すること（過敏性）	ぜんそくの人の気道は、通常であれば反応しないような少しの刺激でも敏感に反応して、収縮しやすくなっています。大笑いしただけ、全速力で走っただけでせきが出たり、タバコや線香の煙を少し吸っただけでゼーゼーしてしまうことがあります。
繰り返すこと（反復性）	「猫に触れると、せきが出る」「風邪をひくたびにゼーゼーが長引く」「夜中や明け方にせきが悪化する」「気候や気圧の変化で症状が悪化する」など、特定のシチュエーションで症状を繰り返します。
薬を使えばよくなること（可逆性）	可逆性とは、元の状態に戻ることです。ぜんそくの子どもの気管支は、よほどひどくないかぎりは薬で炎症がよくなり、症状が治まっていきます。

いたとき、運動のあと）なども踏まえながら総合的に診断します。

聴診では、ぜんそくの特徴的な症状であるヒューヒュー、ゼーゼーが聞こえるかどうかを確認しますが、発作が落ち着いているときは異常な呼吸音は聞こえません。ぜんそくは、**夜に症状が出て日中に落ち着くことが多い**ため、発作が出たときの様子を動画に収めておくと、診断の助けになります（診察時に症状や所見が出ないことはよくあり、困り顔の保護者の方は多くいます）。

また、乳児はもともと気道が狭いため、風邪をひいて鼻水がのどに垂れるだけでもせきが出て、ヒューヒュー、ゼーゼーすることがよくあります。ほかにも胃液が食道に逆流しやすかったり、飲み込む機能に異常があったり、もともと気道が狭い、柔らかいといった場合もゼーゼーすることがあります。

そのため、**乳児のぜんそくと風邪を区別するのは簡単ではありません。**息苦しくて眠れない、ゼーゼーをくり返している場合はぜんそくが疑われるため、ご自身で判断せず、早めに医療機関に連れていきましょう。

検査では、小学生以上のお子さんには呼吸機能検査を行い、肺活量や息を吐きはじめてから吐き終わるまでの時間、吐くスピードを測定します。ぜんそく悪化時は息を吐く力が弱くなるため、状態を把握するのに役立ちます。また、一定年齢以上のお子さんには、診察時に「ハッハッ」と浅い呼吸を繰り返してもらい、強制的に発作を起こしてもらうこともあります。

小児の場合、アトピー型ぜんそくであることが多いので、原因アレルゲンを特定するためのアレルギー検査（血液検査など）を行うこともあります。アレルギー検査で原因アレルゲンがわかれば、発作防止につながります。

ただし、ぜんそくの症状があってもアレルギー検査で陰性になることがあります。陰性になる理由は、そもそも非アトピー型ぜんそくである、アトピー型ぜんそくであっても、アレルゲンに触れる機会がまだ少ないために陰性と出るなどが考えられます。
このように、さまざまな要素から総合的に診断します。

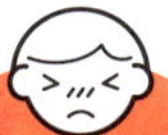

治療の三本柱は「悪化因子対策」「薬物療法」「体力づくり」

ぜんそくを悪化させる原因を減らす

ぜんそくの症状が出ない状態を目指すために、まずは発作が起きる原因を見つけ、発作が起きないようにします（図表3-3）。血液検査などでアレルゲンを特定して、原因となっているアレルゲンにできるだけ触れないようにしたり、風邪をひかないように予防したりすることで発作を抑えます。

図表3-3 ぜんそくのアレルゲンや悪化因子とその対策

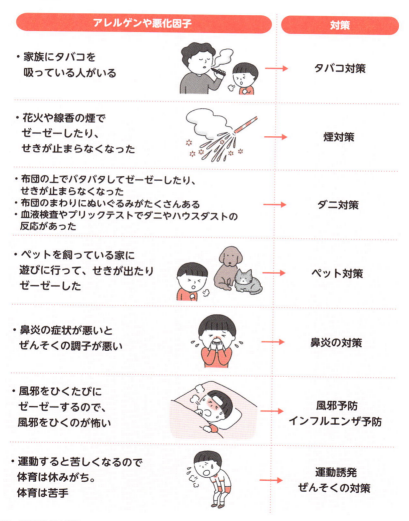

アレルゲンや悪化因子	対策
・家族にタバコを吸っている人がいる 	タバコ対策
・花火や線香の煙でゼーゼーしたり、せきが止まらなくなった 	煙対策
・布団の上でバタバタしてゼーゼーしたり、せきが止まらなくなった ・布団のまわりにぬいぐるみがたくさんある ・血液検査やプリックテストでダニやハウスダストの反応があった	ダニ対策
・ペットを飼っている家に遊びに行って、せきが出たりゼーゼーした 	ペット対策
・鼻炎の症状が悪いとぜんそくの調子が悪い 	鼻炎の対策
・風邪をひくたびにゼーゼーするので、風邪をひくのが怖い 	風邪予防 インフルエンザ予防
・運動すると苦しくなるので体育は休みがち。体育は苦手 	運動誘発ぜんそくの対策

出典：環境再生保全機構ホームページ「大気環境・ぜん息などの情報館」をもとに作成

気道の炎症を抑えるために薬を使う

ロイコトリエン受容体拮抗薬、吸入ステロイド薬などを使い、気道の炎症を抑えます。正しく薬を使うことで炎症はよくなります。

発作が起こりにくくなるように体力をつける

規則正しい生活や十分な睡眠、適度な運動、栄養バランスの整った食事を心がけ、丈夫な体をつくります。

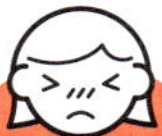

早期に治療を開始して「リモデリング」を防ぐ

約3分の2は3～5歳までに寛解

乳児期にぜんそくと診断されても、3分の2程度のお子さんは3～5歳くらいの夕イミングで寛解していきます。ただ、残り3分の1程度のお子さんは寛解することなく、思春期を経て成人しても症状が続くことがあります。成長とともに発作が出なくなっても、何かのきっかけで再発してしまうこともあります。

不安に思うかもしれませんが、過度に恐れる必要はありません。**ぜんそくは適切な治療をすれば気道の炎症が改善し、発作がない状態を維持することが十分に可能**だからです。

薬を使わなくても、スポーツや日常生活が普通にできる状態に回復する人もたくさんいます。

気道は厚くなると元に戻らない

発作が出ない状態を維持するためには、早めに適切な治療を開始することが重要です。ぜんそくの方の気道は、発作がないときでも表面がやけどのようにただれて炎症が起きています。

炎症は薬を使えばよくなっていきますが、治療をせずに発作を繰り返しているとどんどんひどくなり、気道壁が厚くなって気道の弾力性がなくなり、気道が狭い状

図表3-4　リモデリングによる気道の変化

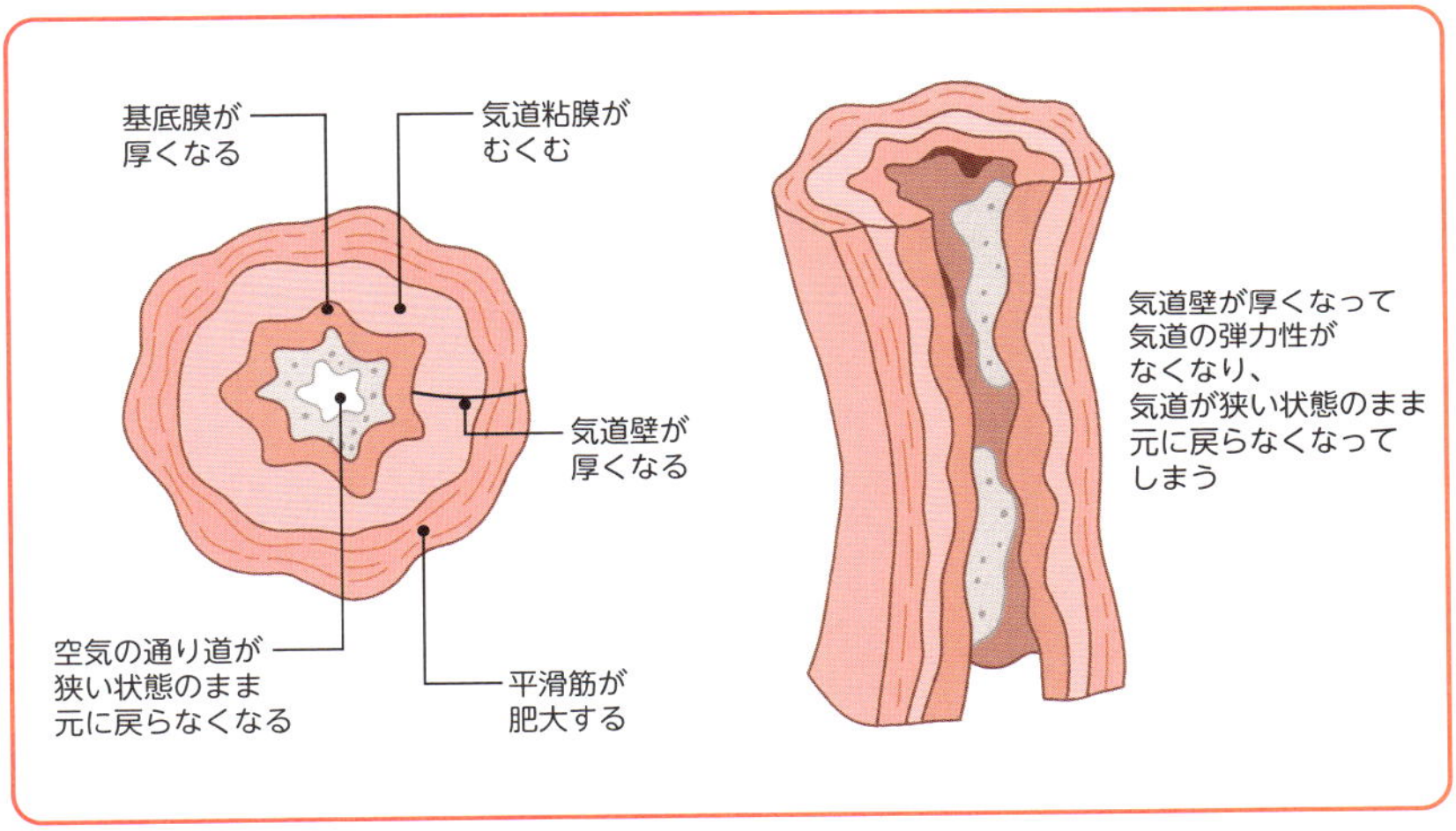

態のまま元に戻らなくなってしまうのです。これを「リモデリング」と言います（図表3-4）。リモデリングが起きると、呼吸機能が低下します。

また、症状が管理されていないと、突然の発作で救急受診や入院をすることがあります。

繰り返しになりますが、**早く治療を開始すれば、それだけ早くよくなる可能性が高まる**ため、「うちの子、ぜんそくかも？」と思ったら、早めに医療機関を受診するようにしてください。

どんな薬を使って治療するの？

長期管理薬

ぜんそくの治療で使われる薬は大きく分けて2種類あります。「長期管理薬」と「発作治療薬」です。

長期管理薬とは、気道の炎症を鎮めて発作を予防する吸入ステロイド薬などのことです（図表3-5）。**苦しくないときも長期管理薬の服用を続けることで、気道の症状が改善され、発作が起こりにくくなります。**効果を実感するために少し時間がかかりますが、根気よく続けることが大切です。自己判断でやめたりせず、毎日続けましょう。

発作治療薬

発作治療薬とは、発作が起きたときに、狭くなった気道を広げて発作を止める気管支拡張薬などのことです。気管支拡張薬（メプチン、サンタノールインヘラー、ベネ

図表 3-5　主な長期管理薬

長期管理薬(商品名)	概要
吸入ステロイド薬 (フルタイド、パルミコート、オルベスコ、キュバールなど)	ぜんそく治療の基本の薬です。気管支の炎症を抑えます。ステロイドに抵抗がある方もいるかもしれませんが、内服や点滴の副腎皮質ステロイド薬と比較して副作用はほとんどありません。吸入ステロイド薬の登場により、重症の患者さんが劇的に減りました。
長時間作用性β_2刺激薬 (セレベントなど)	気管支拡張薬ですが、発作のときに使用する速攻型の気管支拡張薬ではありません。毎日決められた量を吸入します。単独では使用せず、基本的には吸入ステロイド薬と併用して使用します。
ロイコトリエン受容体拮抗薬 (オノン、シングレア、キプレス、モンテルカストなど)	５歳以下の子どもや吸入が難しい場合は、ロイコトリエン受容体拮抗薬からはじめることが多くあります。乳児の場合はモンテルカストを使用することが多くなっていますが、服用は１日１回がいいのか、２回がいいのか、味の好みなどによって適した薬を処方します。

※長期管理薬にはこのほか、クロモグリク酸ナトリウム(インタール®)、テオフィリン薬などがあります

トリンなど）以外に、飲み薬（メプチン、ホクナリンなど）、点滴ステロイドなどがあります。**ポイントは発作がひどくなる前に素早く吸入・内服をすること**です。

発作治療薬は、「その場しのぎ」であり、気道の炎症を抑える効果はありません。そのため、炎症を抑える長期管理薬を服用することが大切です。

1週間のうち何度も発作治療薬を吸入しなくてはならないような場合は、炎症を抑える治療を強化しなくてはならないので、早めにかかりつけの医療機関を受診しましょう。吸入しても治まらない強い発作のときは、すぐに医療機関を受診するか、救急車を呼びましょう。

重症度と治療ステップの決め方

重症度は5つに分かれる

薬の量や種類は、ぜんそくの重症度と年齢を踏まえて決められます。重症度は「間欠型」「軽症持続型」「中等症持続型」「重症持続型」「最重症持続型」の5つに分けられ、これまでの治療ステップと重症度から、現在必要な治療ステップ（1～4）が決まります（図表3-6）。

発作の回数が減ったら徐々に薬の量を減らす

ステップ1の場合は、長期管理薬はなしですが、追加治療としてロイコトリエン受容体拮抗薬の服用からはじめるケースが多く、一定期間継続して様子を見ます（図表3-7）。

ロイコトリエン受容体拮抗薬でよくならない場合は、ステップ２へ移行し、低用量

図表 3-6　重症度と治療ステップの決め方

① ぜんそく発作のひどさや頻度から重症度（みかけの重症度）を決める

- 年に数回、季節性のせきや軽いゼーゼーがある
- ときどき発作で苦しくなるが、薬を使えばすぐに症状はよくなる

→ **間欠型**

- せきや軽いゼーゼーが毎週ではないが、月に 1 回以上はある
- ときどき発作で苦しくなるが、日常生活は障害されない

→ **軽症持続型**

- せきや軽いゼーゼーが毎日ではないが、週に 1 回以上はある
- ときどき中・大発作となり、日常生活が障害されることがある

→ **中等症持続型**

- せきや軽いゼーゼーが毎日ある
- 週に 1 ～ 2 回、中・大発作となり、日常生活や睡眠が障害される

→ **重症持続型**

- ステップ 4 の治療を行っていても発作が続く
- しばしば夜に中・大発作で時間外受診し、入退院を繰り返し、日常生活が制限される

→ **最重症持続型**

② 「これまでの治療ステップ」と重症度から現在必要な治療ステップ（真の重症度）を決める

重症度	これまでの治療ステップ				
	治療なし	ステップ1	ステップ2	ステップ3	ステップ4
間欠型	ステップ 1	ステップ 1	ステップ 2	ステップ 3	ステップ 4
軽症持続型	ステップ 2	ステップ 2	ステップ 3	ステップ 4	ステップ 4
中等症持続型	ステップ 3	ステップ 3	ステップ 4	ステップ 4	ステップ 4+
重症持続型	ステップ 4	ステップ 4	ステップ 4	ステップ 4	ステップ 4+

現在必要な治療ステップ

出典：日本小児アレルギー学会「小児気管支喘息治療・管理ガイドライン 2020」をもとに作成

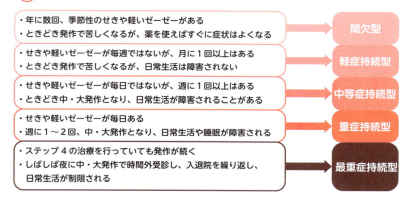

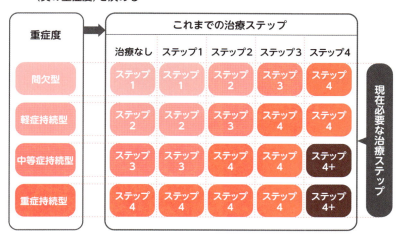

図表 3-7　治療ステップ 1 ～ 4 の治療内容

5 歳以下

	治療ステップ 1	治療ステップ 2	治療ステップ 3	治療ステップ 4
基本治療	長期管理薬なし	下記のいずれかを使用 ・ロイコトリエン受容体拮抗薬 ・低用量吸入ステロイド薬	・中用量吸入ステロイド薬	・高用量吸入ステロイド薬（ロイコトリエン受容体拮抗薬の併用も可）
追加治療	・ロイコトリエン受容体拮抗薬	上記治療薬を併用	上記にロイコトリエン受容体拮抗薬を併用	以下を考慮 ・β_2 刺激薬（貼付）併用 ・吸入ステロイド薬のさらなる増量 ・経口ステロイド薬
短期追加治療	貼付もしくは経口の長時間作用性 β_2 刺激薬　数日から 2 週間以内			
	増悪因子への対応、患者教育・パートナーシップ			

6 ～ 15 歳

	治療ステップ 1	治療ステップ 2	治療ステップ 3	治療ステップ 4
基本治療	長期管理薬なし	下記のいずれかを使用 ・低用量吸入ステロイド薬 ・ロイコトリエン受容体拮抗薬	下記のいずれかを使用 ・中用量吸入ステロイド薬 ・低用量 ICS/LAB	下記のいずれかを使用 ・高用量吸入ステロイド薬 ・中容量 ICS/LABA 以下の併用も可 ・ロイコトリエン受容体拮抗薬 ・デオフィリン徐放製剤
追加治療	・ロイコトリエン受容体拮抗薬	上記治療薬を併用	以下のいずれかを併用 ・ロイコトリエン受容体拮抗薬 ・デオフィリン徐放製剤	以下を考慮 ・生物学的製剤 ・高用量ICS/LABA ・吸入ステロイド薬のさらなる増量 ・経口ステロイド薬
短期追加治療	貼付もしくは経口の長時間作用性 β_2 刺激薬　数日から 2 週間以内			
	増悪因子への対応、患者教育・パートナーシップ			

ICS/LABA：吸入ステロイド薬／長時間作用性吸入 β_2 刺激薬配合剤

出典：日本小児アレルギー学会「小児気管支喘息治療・管理ガイドライン 2020」をもとに作成

吸入ステロイド薬を服用します。それでもよくならなければ、吸入ステロイド薬の量を増やし、発作の回数が減ったら、徐々に薬の量を減らしていきます。

正しく知れば怖くない！ステロイド薬の副作用

内服や点滴のステロイド薬を長期間にわたり使用し続けると、副作用で成長が止まったり、毛深くなったりすることがあります。そのため、長期間は使用しないようにする必要があります。

ステロイド薬の副作用としては、成長障害（投与量と投与期間によって、身長の伸びが抑制されます）、眼病変（緑内障、白内障）、骨粗しょう症、高血糖、高血圧、脂質異常症、満月様顔貌（ムーンフェイス）、多毛、易感染症（感染が起こりやすい状態）などが挙げられます。

吸入ステロイド薬の場合は、気管支に直接届くため、毎日続けていても副作用の心配はほとんどありません。吸入後、薬の一部が口のなかに残って胃腸で吸収されますが、ごくわずかな量で、すぐに肝臓で分解されるため、内服や点滴のような副作用はほとんど起こりません。吸入ステロイド薬は口に残ったままだと、のどの違和感や、口のなかにカビが生えるガンジタ症になることがあるので、**吸入後はうがいをするか、水を飲んで胃に流すようにしましょう。**

ある研究で、吸入ステロイド薬を使用したグループと使用しないグループの身長を比較したところ、使用したグループの子どもの身長の伸びが1～2cm抑えられていました。この結果から、吸入ステロイド薬はわずかですが、身長の伸びに影響を与える可能性が指摘されています。

ただ、吸入ステロイド薬がない時代は、発作のコントロールが難しく、夜によく眠れないことで成長が抑制されてしまうことがありました。**使うべきタイミングで正しく使用して、気道の炎症を鎮め、症状を抑えることがとても大切です。**

吸入ステロイド薬の副作用を恐れて治療を中断してしまうと、気管支の炎症がよくならず、結果的に治療ステップが上がって、ステロイド薬の内服が必要な状態になりかねません。短期で治療を終えるためにも、医師の指示に従って正しく使いましょう。

吸入器の種類と正しい使い方

子どもの吸う能力に合わせて吸入器を選ぶ

吸入ステロイド薬は吸入器を使用して吸入します。吸入器の種類は大きく分けて3種類あります（図表3-8）。それぞれに特徴があり、適切な吸入の速さ・強さが異なります。つまり、吸い込み方が変わってきます。

pMDI（加圧噴霧式定量吸入器）を使うときは、薬の噴射と吸い込みのタイミングを合わせる必要があるため、子どもは確実に吸入するのが難しくなります。そんなときは、スペーサー（吸入補助器具）を使うと、うまく扱えることがあります。スペーサーにはマスクタイプやマウスピースタイプがあります。

子どもは吸う力が弱く、呼吸の同調（「吸って」と伝えて指示通りのタイミングで吸うこと）が難しいため、吸入器選びは慎重に行う必要があります。お子さんの年齢や吸う能力に合わせて、医師の指導のもと、無理なく使用し続けられる吸入器を選び

図表 3-8 吸入器の種類と特徴、使用時の注意点

吸入器の種類	特徴	使用時の注意点
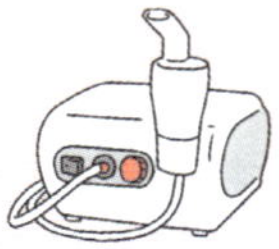 ネブライザー	ネブライザー用の薬液(ステロイド、気管支拡張薬など)を霧状にして吸い込ませるタイプの吸入器。吸い込む力が弱くても確実に吸入できるため、発作時や乳幼児に適している。吸入に時間がかかる。	・ジェット式、超音波式、メッシュ式があり、ジェット式はどの吸入液でも使用できるが、メッシュ式は吸入ステロイド液の使用に適さないものもあるため、購入する際は注意が必要。 ・マスクタイプのスペーサー（吸入補助器具）を使う場合、マスクのサイズが顔にしっかり密着するものを選ぶ。 ・マウスピースタイプのスペーサーを使用するときは、マウスピースが下向きになっていないか、唾液がネブライザーのなかに逆流していないかを確認する。
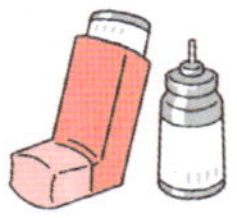 pMDI（加圧噴霧式定量吸入器）	小さなボンベ状の吸入器の底を押すと、霧状になって薬が噴射され、呼吸機能が低下したときでも吸入できる。薬の噴射と吸い込むタイミングを合わせるのが難しいが、スペーサーを使用すると、乳幼児でも吸入できる。	・スペーサーを使う場合、スペーサーに取りつける前にボンベをよく振り、薬がなくなっていないかを確認する。 ・マスクタイプのスペーサーを使う場合、マスクがしっかり顔に密着しているかを確認する。 ・マウスピースタイプのスペーサーを使う場合、マウスピースを噛んでしまっていないか、口の左右に隙間ができていないかを確認する。
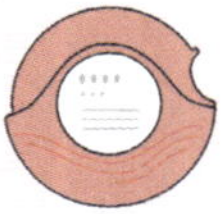 DPI（ドライパウダー定量噴霧器）	粉末状の薬(ドライパウダー)を吸い込ませるための吸入器。自分の力で、自分のタイミングで薬を吸い込むことができる。吸入する力が必要なため、6歳以上の使用に適している。1回に吸入する量はごくわずかで、吸った感じが弱いものの、正しく行えばしっかり吸入できる。	・回転グリップを時計回りに戻すときは、「カチッ」と音がするまでしっかり回す。 ・回転グリップを回すときは、吸入器を横にせず、まっすぐ立てて扱う。 ・薬を吸う前に、吸入器を外した状態でしっかりと息を吐き、吸入器を口にくわえてスーッと深く吸い込む。 ・薬を吸うときは、空気穴をふさいでいないかを確認する。

ましょう。正しく扱い、薬をしっかり肺の奥まで届けることが大切です。

吸入器は、正しく吸えるようになるまで時間がかかったり、扱い方を覚えたりする必要があるため、大人でも正しく扱えていないことがあります。毎日、がんばって吸入を続けても、**正しく吸入できていなければ、薬の効果は得られません。**

医師や薬剤師による吸入指導は、お父さん、お母さんも必ず受けるようにしてください。わからないことがあれば、納得できるまで説明してもらい、子どもが成長して一人で吸入できるようになっても、正しい吸入ができているかどうかは定期的にチェックするようにします。

もし、なかなかうまく扱えていないと感じる場合は、医師と相談してお子さんに合った吸入器を選択しましょう。正しい吸入方法と注意点については、当院のYouTubeでも解説しているので、参考にしてください（図表3-9）。

図表3-9　ハピコワクリニックのYouTubeチャンネル

吸入器の使い方やポイントをはじめ、アレルギー疾患に関する動画を公開中

泣いていると薬剤はほぼ吸えません!

吸入は、継続することがとても大切です。泣いている子どもに無理に吸入をさせると、吸入が嫌いになってしまいます。初めてのときは機嫌のいいタイミングで行い、きちんと吸えるようになっても、**楽しく続けられるように工夫することが大切**です。

たとえば、普段はテレビやYouTubeを制限していたとしても、吸入の間は視聴できるようにしたり、吸入器に子どもの好きなキャラクターグッズをつけたりすると、子どもの意欲が高まります。

また、小さい子どもであっても、治療の必要性はきちんと説明するようにしましょう。必要を感じないと、なかなか続けられないからです。

一人で上手に吸入できるようになっても、子ども任せにせず、見守ったり、手伝ったり、ほめたりしながらサポートします。家族全員で関心を持つことがとても大切です。

思春期以降こそ管理が重要

思春期はぜんそくが悪化しやすい

小学校高学年以降になると、習い事やクラブ活動、受験勉強などで忙しくなり、医療機関を受診する頻度が低くなりがちです。親の管理下から離れていくこともあり、自宅での吸入の習慣が崩れてしまうこともあります。

しかし、思春期以降こそ医療機関を定期的に受診して治療を続けることが重要です。なぜなら、**体が大きくなると薬の適切な量が変わってきますし、生活環境の変化やストレスなどで、ぜんそくが悪化しやすい**時期でもあるからです。

治療を継続せずにぜんそくを放置すると、夜苦しくて眠れなかったり、学習や運動のパフォーマンスが上がらなかったりすることがあります。「ぜんそくでさえなければ、もっといろいろなことにチャレンジできたのに……」とならないためにも、思春期にしっかりと治療を継続して、自分のやりたいことに邁進できるようにしましょう。

症状が落ち着いているのに、吸入や飲み薬を毎日続けるのは大人でも大変なことですが、自己判断で治療を中断してはいけません。治療の必要性やリモデリングのリスクを大人が説明して、本人に納得してもらうようにしましょう。

ぜんそく日記をつけよう

ぜんそくのお子さんのために、「ぜんそく日記」をつけることも有効です。ぜんそく日記には次のような内容を記入します。

・天気／天候
・発作の状況
・日常生活の状況（運動誘発ぜんそくの有無や睡眠状況）
・せきや鼻水などの状態
・毎日の服薬／吸入状況（薬の種類と時間など）
・ピークフロー測定値　など

何をきっかけにぜんそくが悪くなるのかを把握したり、症状が変化する特徴を知ったりすることで、発作に早めに気づけるようになります。同時に、医師にとってもその子のぜんそくの状態がよくわかり、治療の参考になります。小学生以上のお子さんの場合、交換日記のように使って、治療のモチベーションを上げることもできます。

ぜんそく日記やピークフロー値（大きく息を吸い込んで力いっぱい吐き出す速度の最大値）を記録して、治療の効果があらわれてきたら、子どもと確認して「毎日、吸入をがんばったね」とほめてあげましょう。

日本アレルギー協会では、環境再生保全機構との共著による『喘息日記』を無料で配布しています。申込方法は同協会のホームページでご確認ください。

ぜんそく発作が起こったらどうする？

基本は気管支拡張薬

前提として、急に発作が起きたときにどの薬を使えばいいのか、薬の使い方や受診する医療機関（日中、夜間）などをあらかじめ医師と相談して決めておきましょう。

子どもに発作が起きると慌ててしまいがちですが、最も大切なのは親が落ち着くことです。親が動揺していると、その様子を見た子どもは不安から、ますます発作がひどくなってしまうことがあります。

発作が起きたときは、気管支拡張薬を使うのが基本です。気管支拡張薬には吸入薬や飲み薬がありますが、**より早く効果があらわれるのは吸入薬**です。発作が軽いうちに早く吸入することが大切です。

もし、手元に気管支拡張薬がないときは、無理をせずに早めに受診しましょう。判断に迷う場合は救急安心センター事業（＃7119）に連絡します。

どんなときに救急車を呼ぶ？

苦しくて横にすらなれないとき、眠れないとき、気管支拡張薬を吸入したり、飲み薬を飲んでも症状が治まらないとき、発作が起きても気管支拡張薬が手元にないとき、その他、次に挙げた強い発作のサインが見られた場合は、すぐに医療機関を受診するか、救急車を呼びましょう。

- 歩けない／話せない
- ゼーゼーがひどく、明らかに苦しそう
- 顔色が悪い（唇や爪の色が白っぽかったり、紫色になる）
- 意識がはっきりしない／ぼーっとしている
- 過度に興奮する／暴れる
- 横になれない／眠れない
- 脈拍がとても速い
- 息を吸うときに、胸がベコベコ凹む
- 息を吸うときに、小鼻が開く／のどがはっきりと凹む

Q&A ぜんそくに関するよくある質問と回答

Q1 夜中にゼーゼー苦しそうです。どうすればいいですか？

A

ぐっすり眠っている場合は起こして吸入させる必要はありません。ゼーゼーして苦しそうなときは、大きな枕を背中に置いて頭を高くしてあげると楽になることがあります。

また、夏の暑い時期はエアコンを調節して涼しくしたり、少しうちわであおいであげたりするだけで楽になることがあります。「そんなことだけで？」と思うかもしれませんが、末期の肺がん患者さんに対しても、うちわであおぐことがあります。人は、風がなく湿度・温度の高いところにいると苦しくなります。風を送ることはおすすめです。

もし、これらを行って吸入をしても症状が改善しない場合や、苦しくて眠れないようなときは、救急外来を受診するか、救急車を呼んでもらって構いません。

Q2 赤ちゃんが、せき込んで吐いてしまいます。

A 赤ちゃんは胃が縦長の形状で入り口がゆるく、胃の容量も小さいため、吐き戻しをしやすく、激しくせき込むと吐いてしまうことがあります。ミルクを飲んですぐに大量に吐いてしまうようなことがなければ、それほど心配はいりません。

吐くのが心配な場合は、大きめの枕を背中に置いて頭を高くして寝かせたり、吐いてしまってもいいようにバスタオルを敷いておくなどしましょう。

Q3 イヤイヤ期で、どうしても吸入をしません。

A 吸入をしてくれない場合は、寝ているときにネブライザーを口元にあてて、少しでも吸ってもらう方法もあります。

どうしても吸入をしないときは飲み薬もありますが、それも飲まない場合は、気管支拡張薬の貼り薬を一時的に使います。

飲み薬は、食べ物やゼリーなどに混ぜて飲ませることもあると思います。その際、ごはんやヨーグルト、ミルクなど毎日食べるもの、飲むものには混ぜないほうがいいでしょう。子どもは敏感なので、少しでも薬の味がすると、その食べ物が嫌いになり、食べなくなってしまうことがあるからです。

何かに混ぜるときは、いつもは食べないような甘いヨーグルトやゼリー飲料などに混ぜて飲ませるのがおすすめです。子ども用の服薬ゼリーもあるので試してみてください。

Q4 子どもがぜんそくですが、ペットを飼ってもいいですか？

A

これから飼うことは、基本的に避けたいところです。アレルギー体質のお子さんは、毛のある動物と暮らすことで、ぜんそくの症状が出てしまう原因になります。

すでに飼っている場合は、1～2週間に1回はペットを洗い、部屋の掃除を徹底しましょう。ペットを寝室に入れないようにする、一緒に寝ないようにするなどの工夫も大切です。

「アレルギー検査をして、猫アレルギーがなさそうだったので飼ってもいいですか？」という質問を受けることがありますが、アレルギー検査が陰性だったとしても、飼いはじめたらアレルギーを発症してしまうことがあります。アレルギー検査は、そのアレルゲンに触れる機会が少なければ、陰性に出てしまうことがあるからです。

ペットを飼っていて、ぜんそくがなかなかよくならない場合は、ペットを実家や親戚の家に預けてたまに会いに行くようにしたほうがいいかもしれません。会いに行く前には、医師に相談して少し強いお薬に変えてから会いに行くなど対策をしましょう。

Q5 ぜんそくがあったら、体育の授業は休ませたほうがいいですか？

A

基本的に、運動を制限する必要はありません。発作を恐れて運動を制限すると体力が低下してしまい、結果的に軽い運動でも息が上がりやすくなってしまいます。運動しても発作が出ないように、ぜんそくをコントロールしていくことが大切です。運動して症状が出る人は、普段の薬の見直しが必要かもしれません。医師に相談しましょう。

もし、運動中に発作が出たら、すぐに運動をストップして、楽な姿勢で休んで水を飲むようにします。息苦しいときは気管支拡張薬を使用しましょう。

呼吸機能の強化や、肺活量の増加を目的に、ぜんそくの子どもはプールに通うといいという説があります。水泳による小児ぜんそくの改善効果には諸説ありますが、どちらかといえば肯定派のほうが多いと思います。

一方、カビに反応が出てしまうタイプの子はやめたほうがいいという説もありますので、プールに入って症状が悪化するような場合は医師に相談しましょう。

第4章

疾患別の正しい知識とおうちケア④

花粉症

岸本久美子

アレルギー専門医／呼吸器専門医
ハピコワクリニック五反田院長

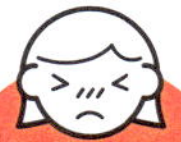

花粉症ってどんな病気？

日本人の4～5割は花粉症

花粉症は、スギやヒノキなどの花粉が原因でアレルギー症状が起こる病気です。三大症状はくしゃみ、鼻水、鼻づまりで、目のかゆみ、目の異物感、肌荒れ、皮膚のかゆみ、倦怠感などを伴うこともあります。

日本で初めて花粉症が診断されたのは１９６１年です。以来、花粉症の人はどんどん増え続け、いまでは**日本人の４～５割は花粉症**という報告もあります。スギ花粉が大量に飛散する１～３月は経済効率も低下するなど、社会への影響も大きく、国民病と言われています。

花粉症は、花粉の飛散量に比例して症状が悪化する傾向があります。できるだけ花粉に触れない、吸い込まないようにして、外出時はマスクやメガネなどをする、帰宅後は手洗い、うがいなどを徹底することが大切です。

図表 4-1　森林面積に占めるスギ・ヒノキ人工林の割合

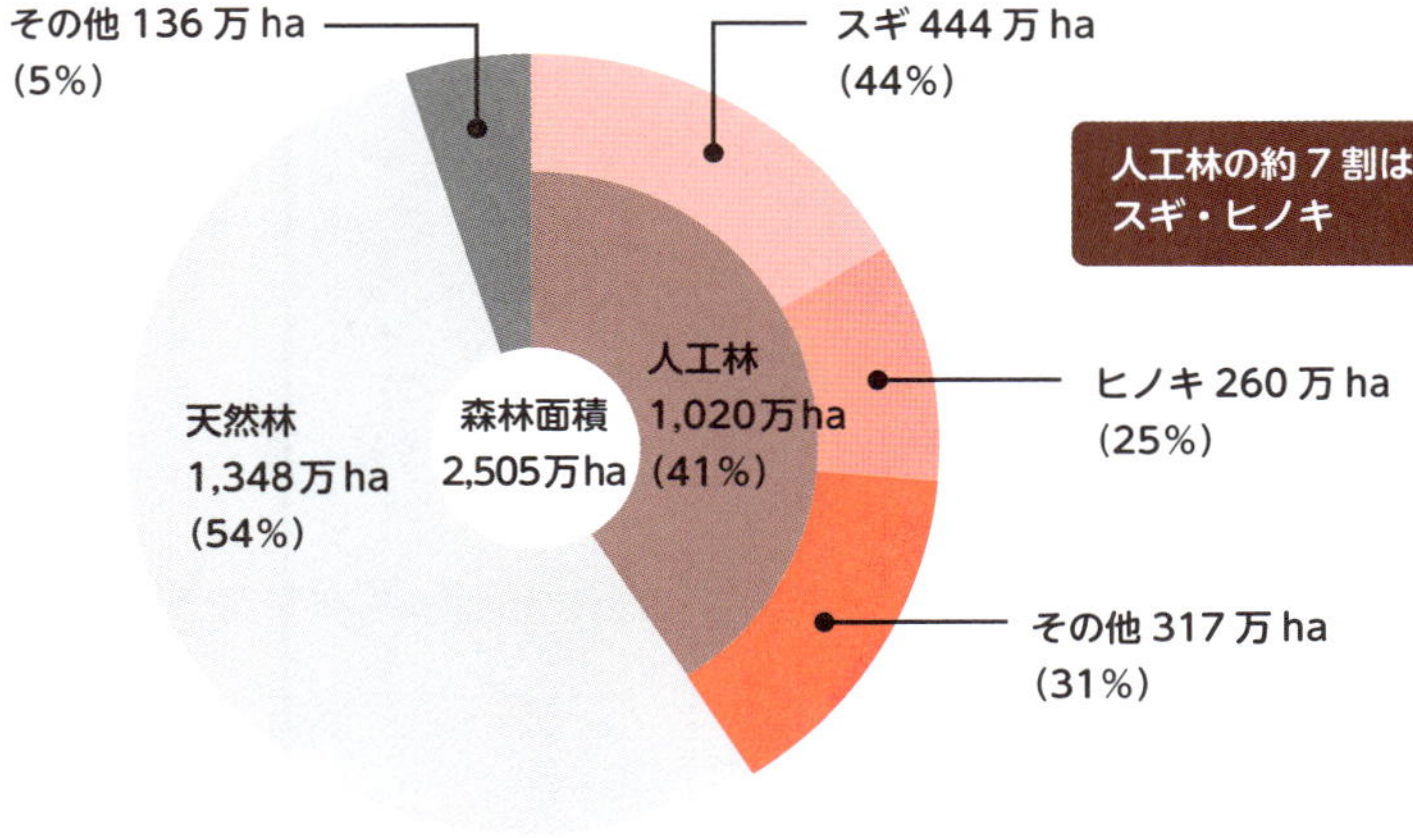

出典：林野庁「スギ・ヒノキ林に関するデータ」

花粉症の人の約７割はスギ花粉症

花粉症の人の約７割はスギ花粉症だと考えられています。日本の森林面積の41％は人工林ですが、人工林の44％はスギ、25％はヒノキで、人工林の約７割はスギ・ヒノキが占めています（図表 4-1）。

日本では戦後の木材不足を解消するために多くの天然林が生長の早い人工林に植え替えられました。一斉に植えられたスギ人工林が花粉を飛散する適齢期を迎えたため、スギ花粉の飛散量が増大したと言われています。このため、国はスギ人工林を２割伐採し、花粉の少ない苗木に植え替えることで、花粉症の発生源を減らすことを検

図表4-2　主な原因植物の花粉飛散時期

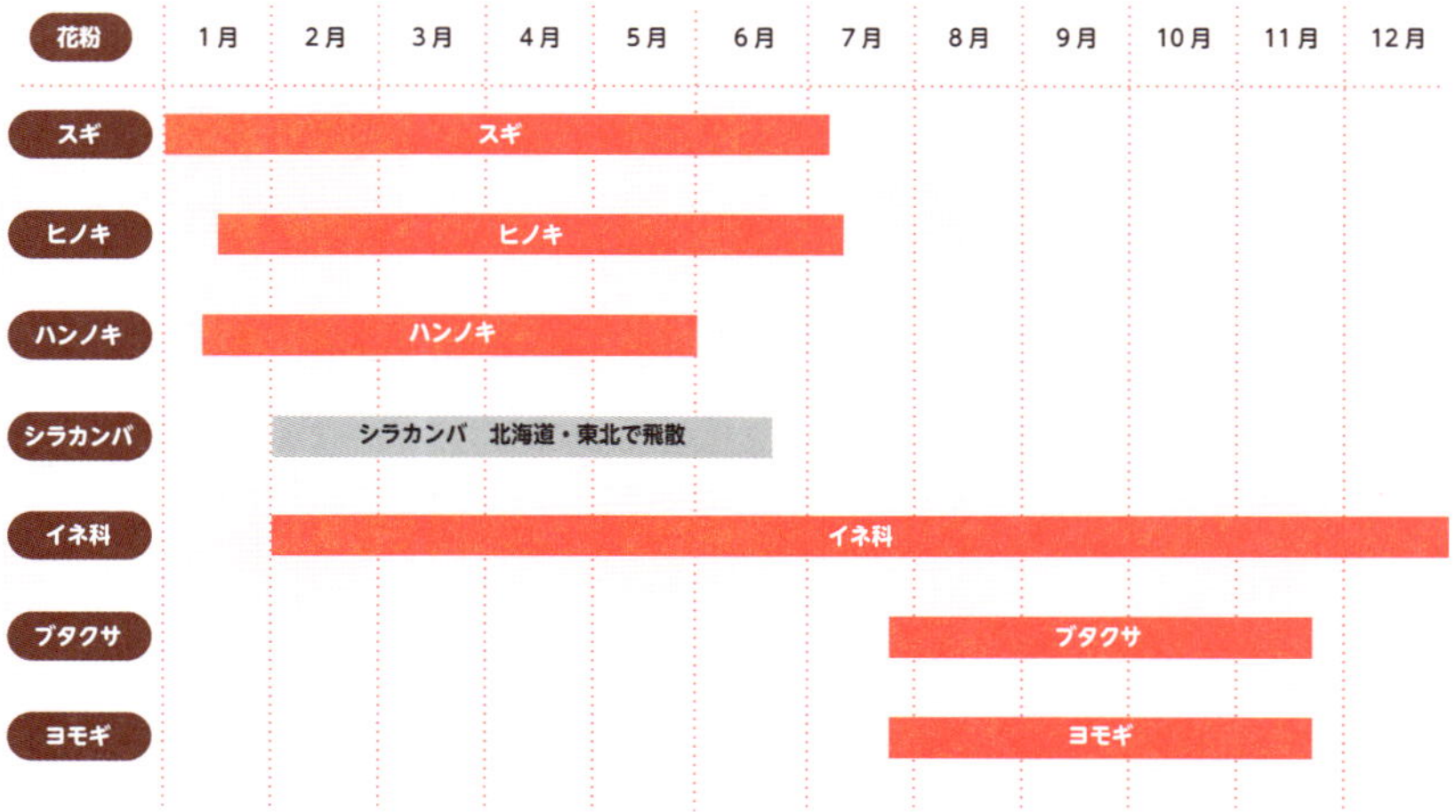

討していますが、植え替えが完了するまでは相当の期間を要します。

関東や東海地方はスギが中心ですが、関西はスギと並んでヒノキも植林面積が広く、注意が必要です。北海道ではスギやヒノキが少なく、シラカンバ属（カバノキ科）が多いという特徴があります。ちなみに、ヨーロッパではイネ科の植物、アメリカではブタクサと、その土地固有の植物による花粉症が多くなっています。

原因食物を特定して適切に予防・治療する

花粉症は、どの季節に症状が出るかによって原因となる花粉を推定できます。スギはその年の気温などによって差はありますが、1月頃から飛びはじめて3月頃にピークを迎え、5月頃まで飛散します（図表4-2）。ヒノキはスギよりも若干遅れて飛びはじめ、4月頃にピークを迎えて6月頃まで飛散します。北海道ではシラカンバ属の飛散が5～6月にピークを迎えます。春以降も花粉症の症状が出る場合は、スギ以外の花粉がアレルゲンとなっているかもしれません。

花粉症になる時期によって原因となる植物を推定できますが、小児科やアレルギー科などで検査を受けて原因植物を特定することで、予防・治療を適切に行っていくことができます。

花粉症になる子どもは年々増えている

有病率は10年ごとに10％増加

日本耳鼻咽喉科免疫アレルギー感染症学会が約2万人を対象に行った調査による

と、花粉症の有病率は1998年が19・6%、2008年が29・8%、2019年は42・5%で、10年ごとにほぼ10%ずつ増加しています（図表4-3）。スギ花粉症も同様の傾向で増加しており、2019年は38・8%でした。

花粉症の有病率が増加している要因としては、飛散している花粉量の増加、食生活の欧米化による腸内環境の変化、感染症の減少などが指摘されています。最近の研究では、空気中の汚染物質や喫煙、ストレスの影響、都市部における空気の乾燥、黄砂、PM2・5などが花粉症の症状を悪化させる可能性があると指摘されています。

花粉症は低年齢化が進んでいる

同じ日本耳鼻咽喉科免疫アレルギー感染症学会の調査では、年齢層別の有病率も示しています（図表4-4）。2019年調査のスギ花粉症では、0〜4歳は少ないものの、5〜9歳は30%がスギ花粉症です。10〜50代までの45%以上と比べて少ないものの、子どもの花粉症は決して珍しいケースではなく、低年齢化が進んでいることがわかります。有病率は前回調査（2008年）と比べる

図表 4-3　花粉症有病率の推移

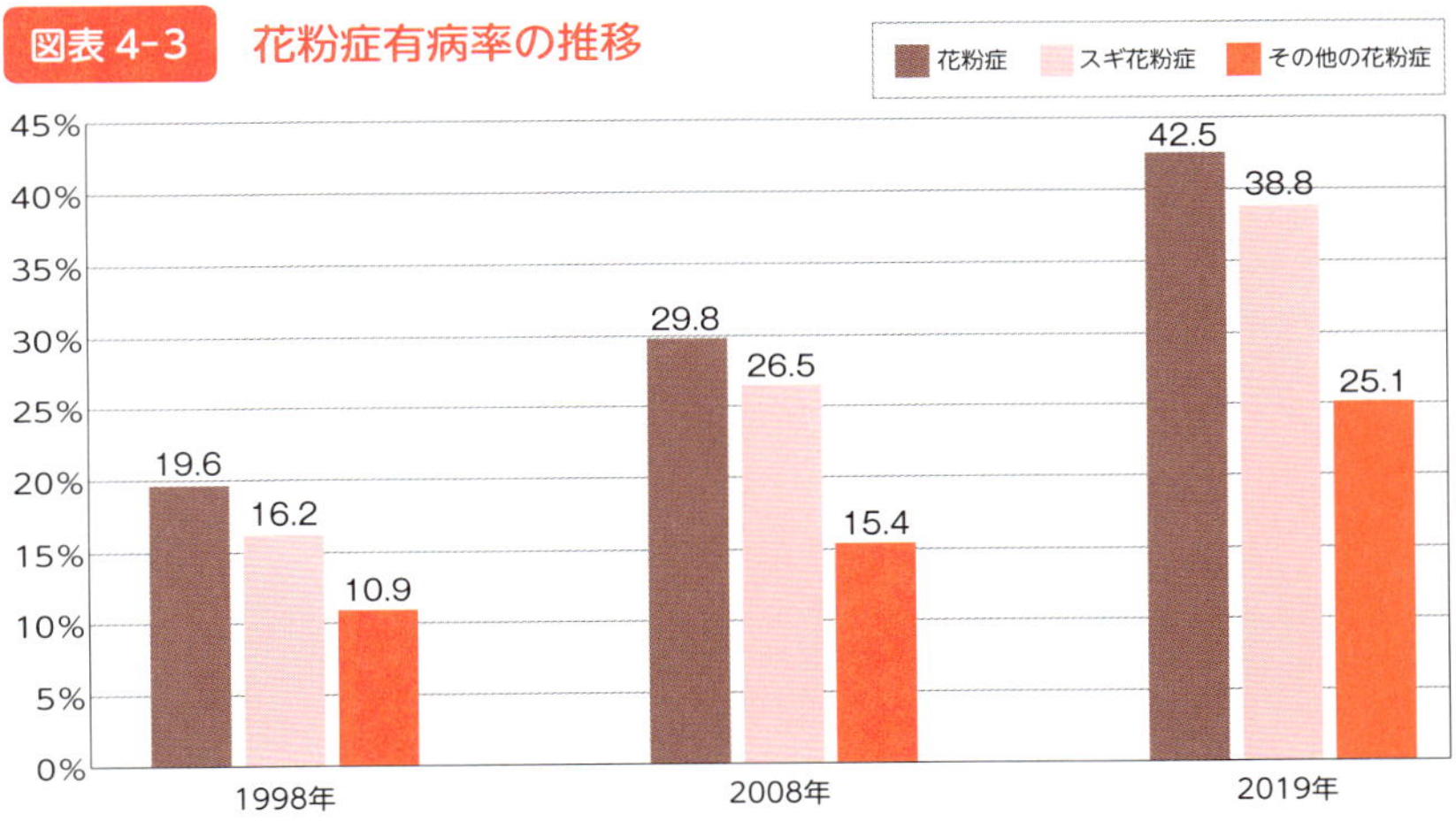

提供：松原篤　他　日本耳鼻咽喉科学会会報 123-487 図 2「許可を得て改変」
出典：環境省「花粉症環境保健マニュアル 2022」（2022 年 3 月改訂版）

図表 4-4　花粉症の年齢層別有病率

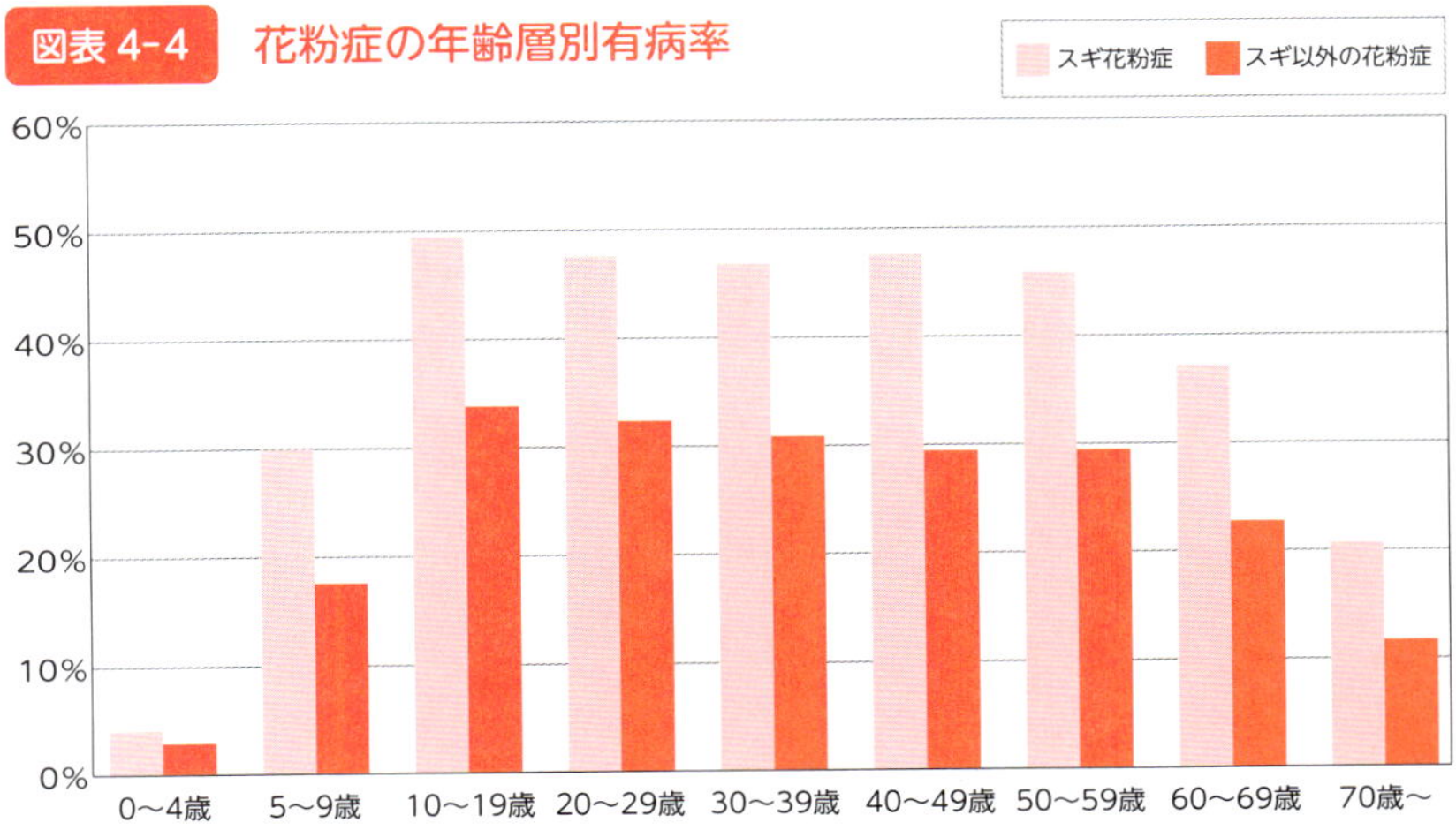

提供：松原篤　他　日本耳鼻咽喉科学会会報 123-487 図 3「許可を得て改変」
出典：環境省「花粉症環境保健マニュアル 2022」（2022 年 3 月改訂版）

と、子どもも含め全年齢区分で上昇しています。

最近の子どもは**出生時から花粉が多い環境で育っており、発症リスクが高くなっています。**また、子どもは外で遊ぶことが多く、身長が低い（地面に近い）ため、花粉の再飛散の影響を受けやすくなっています。

症状が落ち着いても再発することがある

子どもの頃に花粉症だった人が大人になって症状が落ち着くことがありますが、これは免疫機能の安定や環境の変化などがその理由だと考えられています。ただし、免疫機能が安定したからといって治ったわけではなく、30代、40代で再発することがあります。

妊娠・出産などでホルモンバランスが変わると花粉症が悪化したり、反対に軽減したりすることもあります。また、高齢になって免疫の働きが鈍ると症状が軽くなることもあります。

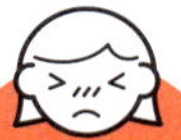

どうして、花粉症になるの？

花粉症の発症メカニズム

花粉症の発症メカニズムは、ほかのアレルギーと同様、免疫機能がかかわっています。皮膚や粘膜から花粉（抗原）が入ると、それに対応するためにIgE抗体がつくられ、粘膜上に存在している肥満細胞とくっつきます（図表4-5）。

その後も花粉が体内に侵入すると、IgE抗体が付着した肥満細胞が増加していき、数年から数十年かけて一定の量に達し、感作が成立します。感作が成立したのち、同じ抗原が体内に侵入してIgE抗体にくっつくと、肥満細胞が活性化してヒスタミンなどの化学物質を放出し、くしゃみや鼻水、鼻づまりなどの症状があらわれます。これが花粉症の発症メカニズムです。

図表4-5　花粉症が発症するまで

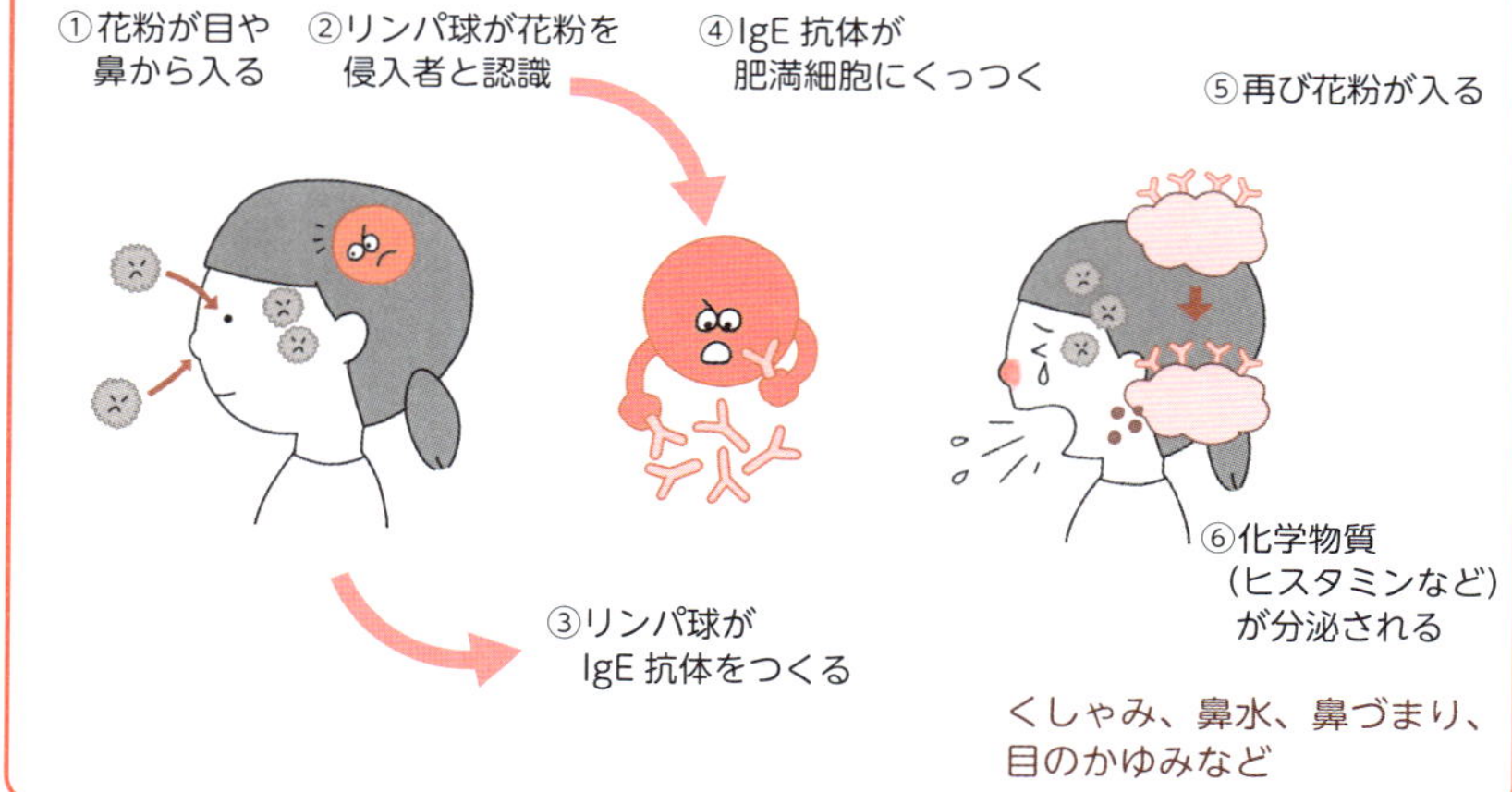

アレルギー体質だと発症リスクが高い

同じように花粉を浴びても花粉症になる人とならない人がいるのは、アレルギー素因があるかどうかの違いです。飛散する花粉量の増加や体質の変化により、感作までの期間が短くなり、小さな子どもでも発症するようになりました。

アレルギー体質の子どもは、花粉症の発症リスクが高い傾向があります。症状が続くと集中力の低下につながり、遊びや勉強に影響を及ぼしたり、睡眠の妨げになったりします。子どもの花粉症は保護者が見逃さず、いち早く対処することが重要です。

子どもの花粉症の症状を防ぐには、大人と同様、アレルゲンとなる花粉に接触しないことが基本です。外に遊びに行くときは目の詰まった綿やナイロン製のウインドブレーカーなどを着せ、帰宅後は手洗い、うがいを徹底しましょう。

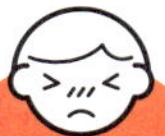

子どもの花粉症の見分け方

風邪の症状とどう違う？

子どもは風邪をひくことが多く、花粉症との区別が難しくなっています。**子どもは症状を自分できちんと話して伝えることが大人のようにうまくいかず、悪化してから親が気づくことが少なくありません。**また、子どもが自分で鼻をうまくかめないと、鼻汁に含まれる物質が花粉症を悪化させてしまい、眼や皮膚を力加減せずに掻いてしまった結果、症状がひどくなることがあります。

見分け方としては、目や鼻などにかゆみを伴うかどうかを確認します。風邪だと思って薬を飲み続けているのにもかかわらず、一向によくならない場合も花粉症を疑います。

また、風邪の場合は鼻水の色が透明から黄色に変わりますが、サラサラとした鼻水が続く場合は花粉症の可能性があります。花粉の飛散量の多い晴天の日や空気が乾燥して風の強い日などに外出したとき、症状が悪化しないかについても注意して見ておきましょう。

アレルギー性鼻炎との違い

アレルギー性鼻炎とは、アレルギーが原因でくしゃみや鼻水、鼻づまりといった症状があらわれる病気です。アレルギー性鼻炎は、「通年性アレルギー性鼻炎」と「季節性アレルギー性鼻炎」に分けられます。

前者は、ダニやホコリ、イヌやネコなどのペットの毛、カビなどが原因で1年間を通して鼻炎症状があらわれます。後者は、スギやヒノキの花粉などが原因で花粉の飛散時期だけに鼻炎症状があらわれます。つまり、花粉症は季節性アレルギー性鼻炎です。

アレルギー検査で花粉に対する反応がないのに鼻水が止まらないという人や、年中くしゃみが出るという人は、通年性アレルギー性鼻炎の可能性があります。**通年性アレルギー性鼻炎は、ぜんそくやアトピー、アレルギー性結膜炎を合併することがある**ので、適切に治療していくことが大切です。

アレルギー性結膜炎との違い

アレルギー性結膜炎は目に生じるさまざまなアレルギー疾患の総称です。主な症状はかゆみで、花粉症による目のかゆみも該当します。

掻けば掻くほどかゆくなるため、特に子どもの場合は掻くことで粘膜を傷つけてしまい、視力に影響を及ぼすことがあります。目のかゆみがある場合は、早めに医療機関を受診するようにしましょう。

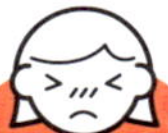

花粉症はどのように診断するの？

重症度は5段階に分類

花粉症を含めたアレルギー性鼻炎の重症度は、「1日平均のくしゃみ発作回数」「1日平均の鼻漏（鼻かみ）回数」「鼻閉（鼻づまり）」の各症状と、「鼻漏型」「鼻閉型」「全充型（すべての症状が同程度あらわれる）」の各病型から、無症状、軽症、中等症、重症、最重症の5段階で分類します（図表4-6）。

「鼻閉が強く口呼吸が1日のうちときどきある」と「くしゃみ発作または鼻漏が6〜10回」の場合は中等症です。それ以上の症状がある場合は、重症、最重症になります。

診断では主に鼻汁検査と血液検査を行う

花粉症を疑ったときの検査方法としては、「鼻汁好酸球検査」が一般的です（図表4-7）。鼻の粘膜を綿棒でこすり、鼻水に含まれる好酸球の数を顕微鏡で測定

図表4-6　アレルギー性鼻炎の重症度分類

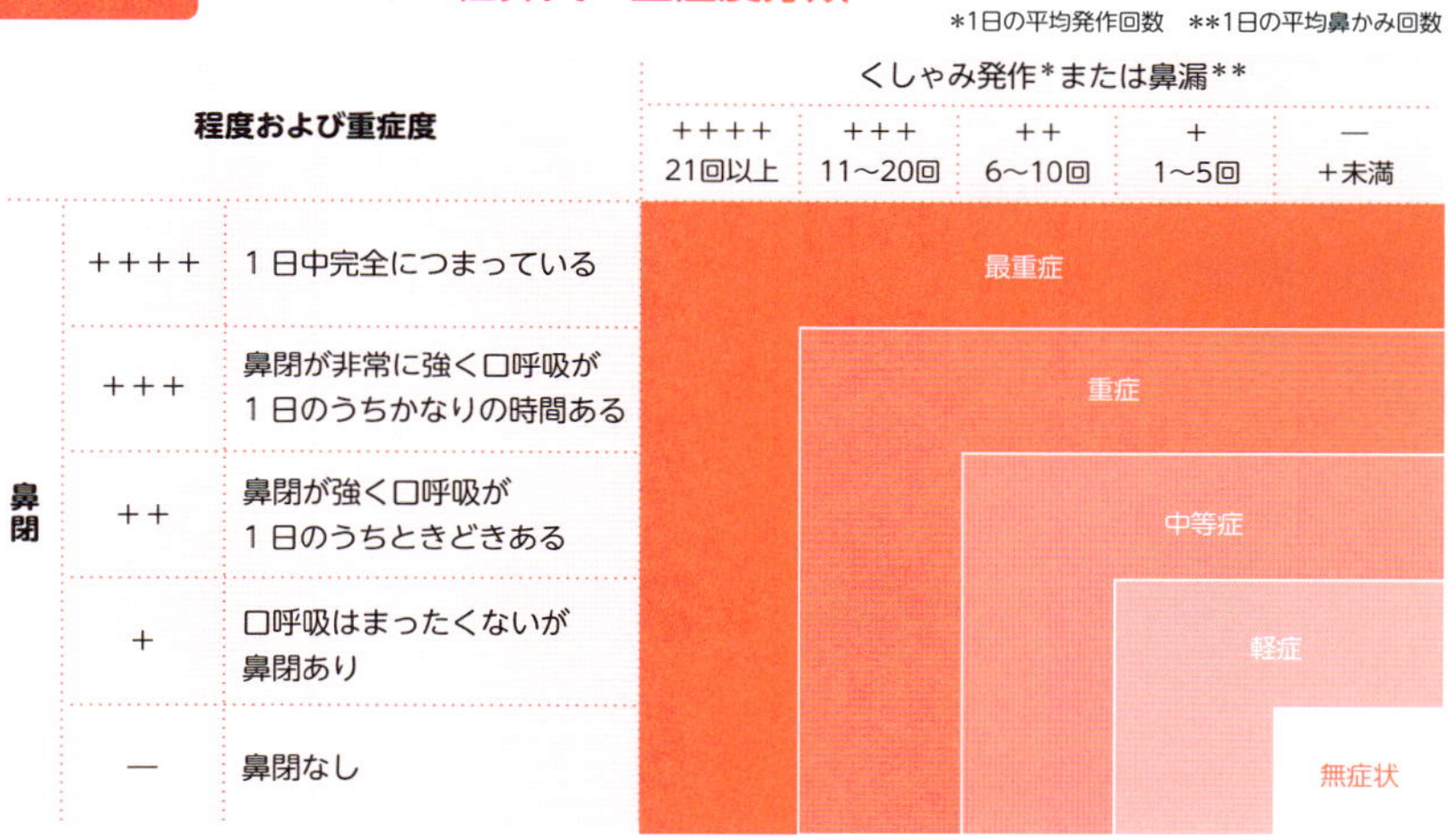

*1日の平均発作回数　**1日の平均鼻かみ回数
くしゃみ発作*または鼻漏**
程度および重症度
＋＋＋＋
21回以上
＋＋＋
11〜20回
＋＋
6〜10回
＋
1〜5回
ー
＋未満
鼻閉
＋＋＋＋　1日中完全につまっている
＋＋＋　鼻閉が非常に強く口呼吸が1日のうちかなりの時間ある
＋＋　鼻閉が強く口呼吸が1日のうちときどきある
＋　口呼吸はまったくないが鼻閉あり
ー　鼻閉なし
最重症
重症
中等症
軽症
無症状

出典：日本耳鼻咽喉科免疫アレルギー感染症学会「鼻アレルギー診療ガイドラインー通年性鼻炎と花粉症ー 2020年版（改訂第9版）」

します。

好酸球とは、アレルギー反応を起こしているときに増加する細胞のことで、顕微鏡で好酸球があるかどうか、どれくらいあるかを見てアレルギーの有無や程度を判断します。ただ、この検査が陰性だからと言って花粉症ではないとは言い切れません。

アレルギーを起こしやすい体質かどうかを調べたり、原因となるアレルゲンを特定したりするために、血液検査やプリックテストを行うこともあります。

血液検査では、スギ、ヒノキ、ブタクサ、シラカンバ、ヨモギ、ハンノキ、ハルガヤ、カモガヤ、オオアワガエリなどの花粉アレルゲンを特定することができます。小さな

図表 4-7　花粉症の検査

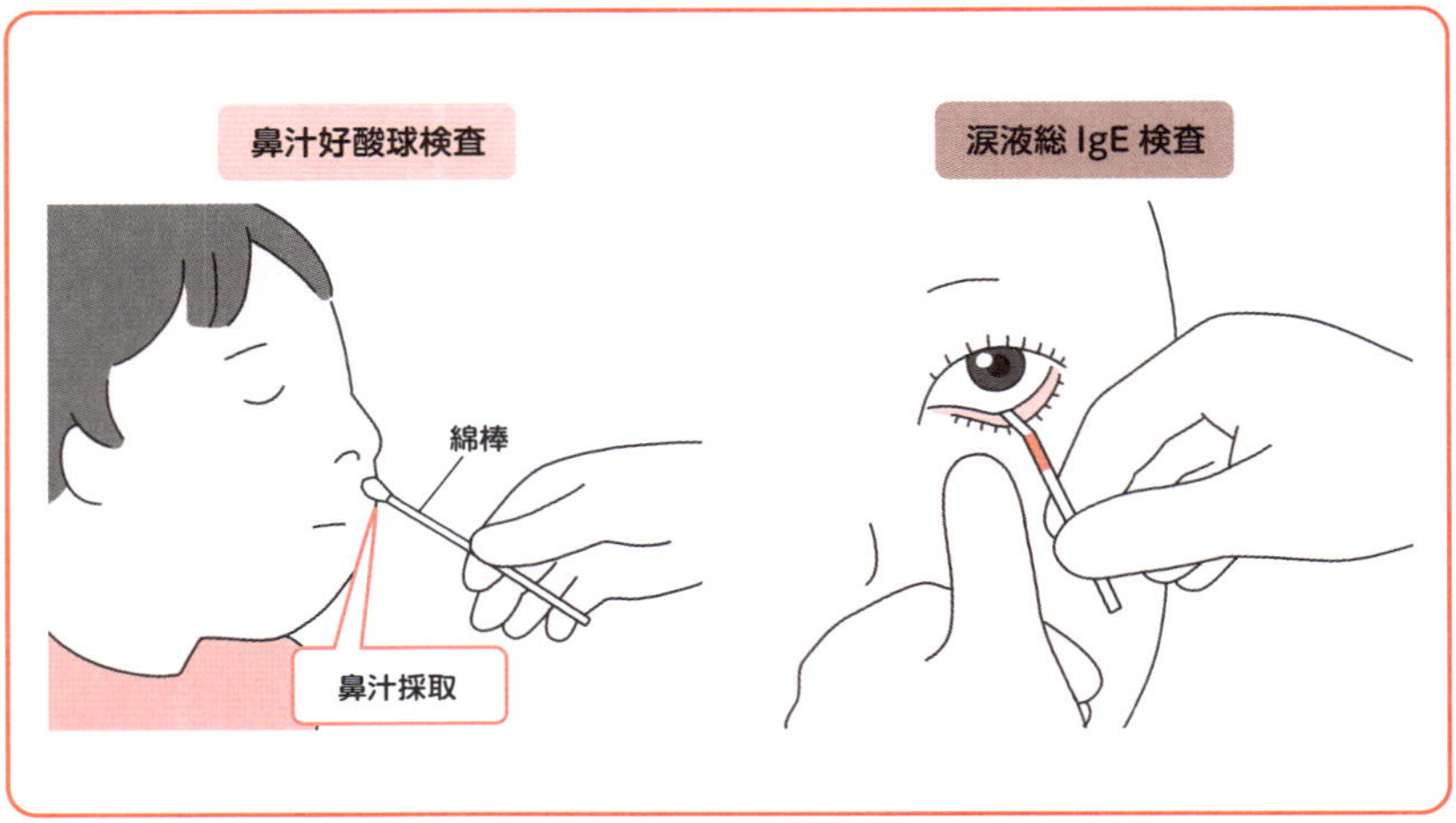

お子さんの採血は、身体的にも精神的にも負担が大きいため、検査が必要かどうかは医師と相談しながら慎重に判断しましょう。

プリックテストでは、スギ花粉症かどうかを調べることができます。痛みがほとんどないため、小さなお子さんに適していて、赤ちゃんでも検査可能です。

その他、ろ紙などで原因となるアレルゲンを鼻の粘膜につけて、くしゃみ、鼻水、鼻づまりが出るかどうかを調べる「鼻粘膜誘発テスト」、目の症状がアレルギー性のものかを診断するために涙に含まれる総IgE値を測定する「涙液総IgE検査」を行うこともあります。

どんな薬を使って治療するの？

子どもの年齢や体質に合わせて処方

薬物療法では鼻水を抑える抗ヒスタミン薬や鼻づまりを改善するロイコトリエン受容体拮抗薬、鼻の炎症を抑える鼻噴霧用ステロイド薬などがあり、重症度や病型によって組み合わせて服用します（図表４-８）。**飲み薬には飲みやすいシロップやチュアブル錠などがあり、お子さんの年齢や体質に合わせて処方**されます。

ちなみに、花粉症は市販薬がたくさん発売されていますが、市販薬のなかには副作用が出やすいものもあるため、注意が必要です。

抗ヒスタミン薬（飲み薬）

くしゃみや鼻水を和らげます。鼻づまりを緩和する血管収縮薬との配合剤もあります。第一世代（ポララミン、アタラックスなど）と第二世代（アレジオン、エバステ

図表 4-8　重症度と病型に応じた花粉症に対する治療薬の選択

重症度	初期療法	軽症	中等症		重症・最重症	
病型			くしゃみ・鼻漏型	鼻閉型または鼻閉を主とする充全型	くしゃみ・鼻漏型	鼻閉型または鼻閉を主とする充全型
治療	①第2世代抗ヒスタミン薬 ②遊離抑制薬 ③抗LTs薬 ④抗PGD_2・TXA_2薬 ⑤Th2サイトカイン阻害薬 ⑥鼻噴霧用ステロイド薬	①第2世代抗ヒスタミン薬 ②遊離抑制薬 ③抗LTs薬 ④抗PGD_2・TXA_2薬 ⑤Th2サイトカイン阻害薬 ⑥鼻噴霧用ステロイド ①～⑥のいずれか1つ。 ①～⑤のいずれかに加え、⑥を追加。	第2世代抗ヒスタミン薬 ＋ 鼻噴霧用ステロイド薬	抗LTs薬または抗PGD_2・TXA_2薬 ＋ 鼻噴霧用ステロイド薬 ＋ 第2世代抗ヒスタミン薬 もしくは 第2世代抗ヒスタミン薬・血管収縮薬配合剤* ＋ 鼻噴霧用ステロイド薬	鼻噴霧用ステロイド薬 ＋ 第2世代抗ヒスタミン薬 オプションとして点鼻用血管収縮薬を2週間程度、経口ステロイド薬を1週間程度用いる。	鼻噴霧用ステロイド薬 ＋ 抗LTs薬または抗PGD_2・TXA_2薬 ＋ 第2世代抗ヒスタミン薬 もしくは 鼻噴霧用ステロイド薬 ＋ 第2世代抗ヒスタミン薬・血管収縮薬配合剤*
					抗 IgE 抗体**	
		点眼用抗ヒスタミン薬または遊離抑制薬			点眼用抗ヒスタミン薬、遊離抑制薬またはステロイド薬	
					鼻閉型で鼻腔形態異常を伴う症例では手術	
	アレルゲン免疫療法					
	抗原除去・回復					

初期療法はあくまでも本格的な花粉飛散時の治療に向けた導入であり、よほど花粉飛散が少ない年以外は重症度に応じたシーズン中の治療に早めに切り替える。
遊離抑制薬：ケミカルメディエーター遊離抑制薬。
抗 LTs 薬：抗ロイコトリエン薬。
抗 PGD_2・TXA_2 薬：抗プロスタグランジン D_2・トロンボキサン A_2 薬。
*本剤の使用は鼻閉症状が強い期間のみの最小限の期間にとどめ、鼻閉症状の緩解がみられた場合には、速やかに抗ヒスタミン薬単独療法などへの切り替えを考慮する。
**最適使用推進ガイドラインに則り使用する。

出典：日本耳鼻咽喉科免疫アレルギー感染症学会「鼻アレルギー診療ガイドラインー通年性鼻炎と花粉症ー2020年版（改訂第9版）」

ルなど）がありますが、**第一世代は眠気や口の乾きなどの副作用が強いため、最近では第二世代の使用が主流**です。ただ、第二世代の一部の薬剤では熱性けいれんを引き起こしやすくなっているため、けいれんの既往がある方は事前に相談する必要があります。

薬剤の形はさまざまあり、大きな錠剤や小さな錠剤、貼り薬、口のなかで溶ける錠剤、ドライシロップ、シロップなどがあります。1日2回内服するものだけでなく、1回で済むものもあるため、お子さんに合った薬剤を医師と相談しながら処方してもらうといいでしょう。

抗ロイコトリエン薬（飲み薬）

鼻づまりに効果があります。1週間以上の服用で効き目を感じやすくなっています。抗ロイコトリエン薬（モンテルカスト、プランルカストなど）は、粘膜を腫れさせ、鼻づまりを引き起こす「ロイコトリエン」に拮抗することで、ロイコトリエンの働きを抑制します。ぜんそくの予防効果もあります。

抗プロスタグランジンD2・トロンボキサンA2薬（飲み薬）

鼻づまりに効果があります。抗プロスタグランジンD2・トロンボキサンA2薬（ラマトロバンなど）は、炎症作用に関与する物質であるプロスタグランジンD2やトロンボキサンA2の働きを抑えることで効果を発揮します。

その他、ケミカルメディエーター遊離抑制薬（リザベン、ソルファなど）、Th2サイトカイン阻害薬（アイピーディなど）といった飲み薬があります。大人で症状が強い場合は短期間のみステロイド薬を内服することがあります。

鼻噴霧用ステロイド薬（点鼻薬）

くしゃみ、鼻水、鼻づまりなどの鼻症状に使います。鼻噴霧用ステロイド薬（フルナーゼ点鼻液、ナゾネックス点鼻液など）で使用するステロイドはごく微量で、体内に吸収されにくく、吸収されてもすぐに分解されるため、全身への副作用は少ないとされています。点鼻薬や点眼薬はハードルが高く感じるかもしれませんが、刺激が少ないものもあり、意外と問題なく使用できるケースも多くなっています。

点鼻用血管収縮薬（点鼻薬）

点鼻用血管収縮薬（プリビナなど）は、特に鼻づまりがひどいときに使うこともありますが、長期間使用すると逆に鼻づまりが悪化するため注意が必要です。

点眼薬

点眼薬には、花粉にさらされることによって生じる各種の化学伝達物質（ケミカルメディエーター）に対するメディエーター遊離抑制薬（ゼペリン、リザベン、アイビナールなど）や、かゆみを抑える点眼用抗ヒスタミン薬（パタノール、リボスチンなど）があります。

目の症状が重症の場合はステロイド点眼を使用することがありますが、その場合には眼圧上昇などの副作用を避けるため、眼科で眼圧の評価などを受けたほうが安心です。

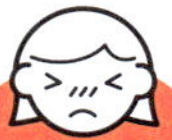

薬は花粉が飛散する1週間前から飲みはじめる

初期療法で早めに対策をする

花粉症治療のポイントは、花粉が飛散する前から抗アレルギー薬や点鼻薬、点眼薬を使いはじめることです。具体的には、花粉が飛散する1週間前からの使用がおすすめです（図表4-9）。

花粉症は症状が悪化すると薬の効果が得られにくくなります。**症状が出ないうちから薬を使いはじめる「初期療法」によって、症状の発現を遅らせ、症状を軽減させることができます。**

「子どもに薬を飲ませるのがかわいそうだから、できるだけ飲ませる期間を短くしたい」という親御さんもいらっしゃいますが、薬を飲まないと症状をこじらせることがあります。また、小児の場合、花粉症が皮膚症状を誘発することも多く、掻くことが

図表 4-9　初期療法で発症を遅らせ、症状を軽くする

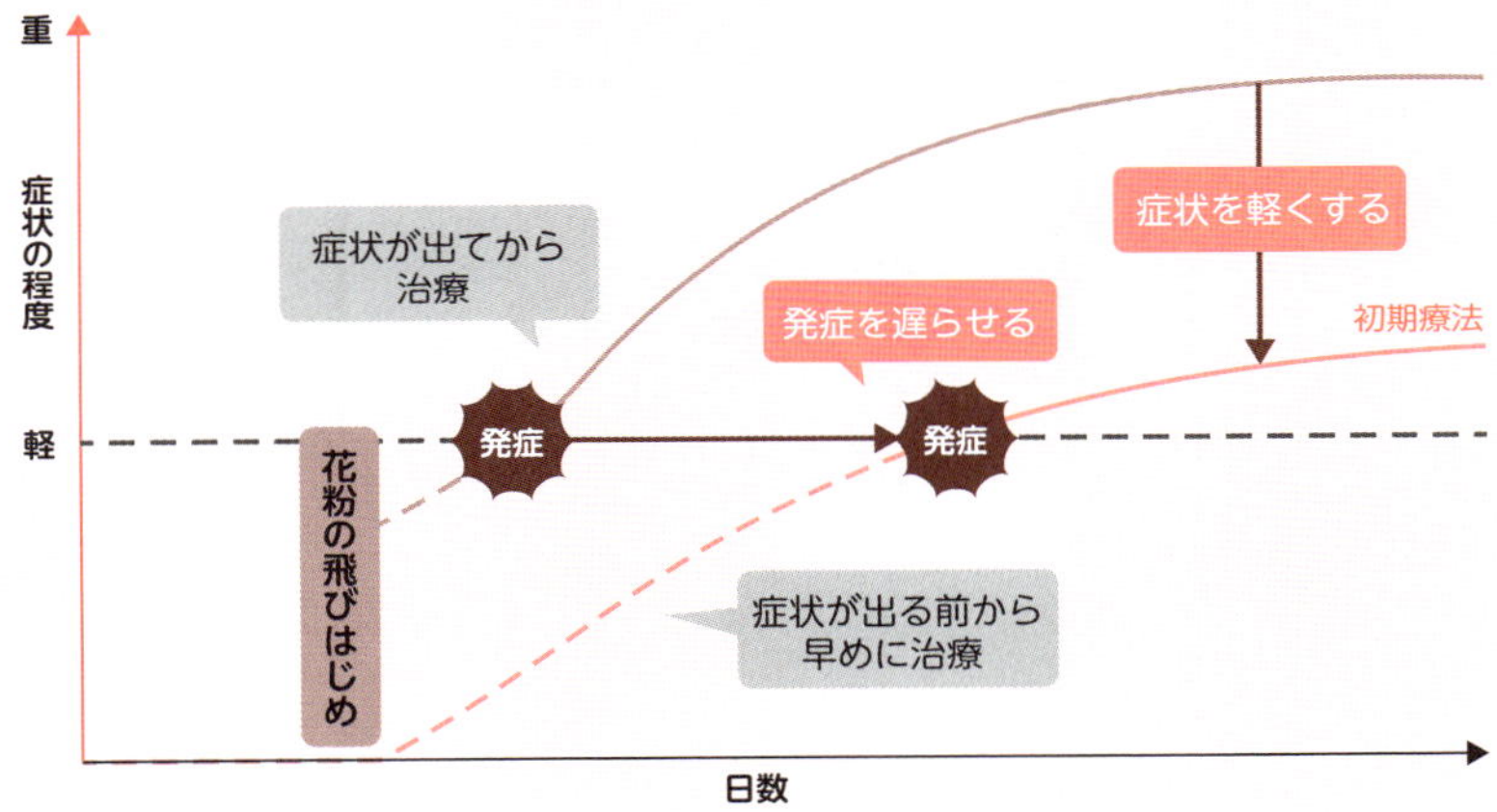

皮膚炎の悪化原因になります。

症状がひどくなる前に薬を飲むことで症状が軽くなれば、結果的に薬を飲む量は少なく済むケースもあります。できるだけ早期に内服をはじめることが重要です。

目と鼻の両方をケアする

症状が目と鼻の両方に出ている場合、両方をケアすることが重要です。よく、鼻の症状だけで目の症状はケアしていない方がいますが、目と鼻はつながっているため、**目の症状をよくしないと鼻の症状もなかなかよくなりません。**

花粉症の時期の風邪にも注意が必要です。風邪をひいて鼻水が出ていると、鼻水

に花粉がつき、症状が悪化する原因になります。花粉のアレルゲンは体温くらいで溶け出しやすく、溶け出すと鼻水のなかの物質と反応してアレルギー性が強まります。「鼻水が出ているのはいつものこと」と放置せず、こまめに鼻水吸引器などで吸い、医療機関で適切な治療を受けるようにしましょう。

根本治療として期待される舌下免疫療法

治療期間は3～5年

舌下免疫療法は、アレルゲン免疫療法（減感作療法）の一種です。アレルゲン免疫療法は、**原因となるアレルゲンを体内に入れることで、少しずつ体に慣れさせ、アレルギー反応を弱めていく治療法**です。スギ花粉症とダニアレルギーが保険適用になっていて、小児の場合は注射器を使わない舌下免疫療法が一般的です（図表4-10）。

治療期間は3～5年かかりますが、抗アレルギー剤などで症状を抑えるだけの対症療法とは異なり、抗アレルギー剤などを使わなくても長期間症状を抑えたり、根本的に治せたりする可能性があります。

スギ花粉の舌下免疫療法を受けた患者さんの80％以上が軽症、無症状に収まった、最低8年間は効果が持続したというデータも出ています。ただし、効果には個人差があり、治療開始後すぐに効果が得られるわけでもありません。

治療の具体的な進め方

治療では、スギ花粉エキスを含む錠剤を1日1回、舌下（口腔底の部分）に置き、1分間そのまま保持したあと、唾液とともに飲み込みます。初回の服用はスギ花粉が飛散していない時期（6〜11月頃）に医師の監督のもと医療機関で行うことが義務付けられています。

2日目以降は毎日ご自宅で服用し、少なくても3年間、できれば5年間続けます。その間は月1回程度の定期的な通院が必要です。はじめの1週間はスギ花粉エキスの含有量が少ない錠剤、8日目以降は通常量の錠剤を使用します。

子どもの場合、5歳以上で服用方法を守れれば適応となります。

図表 4-10　スギ花粉症の舌下免疫療法

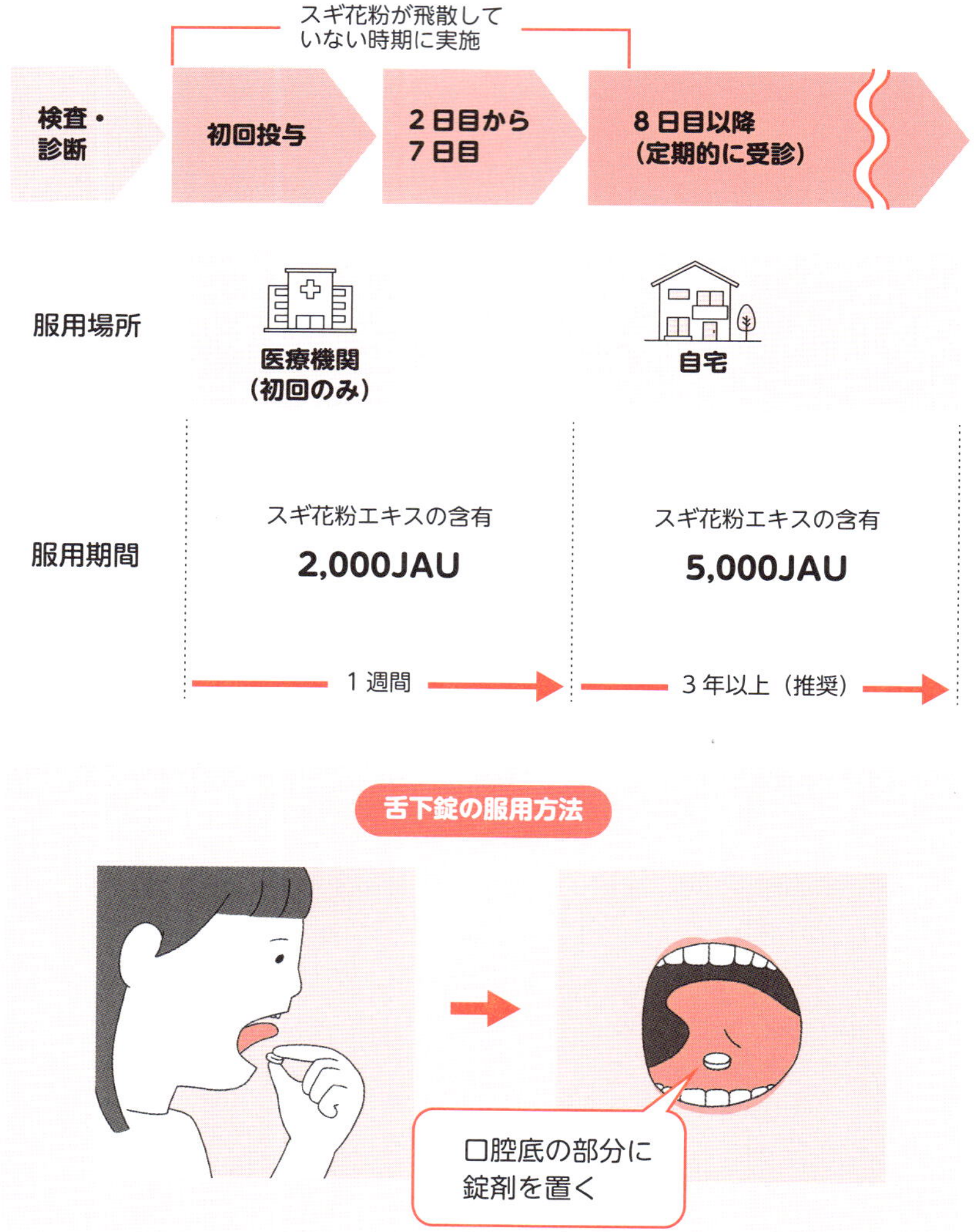

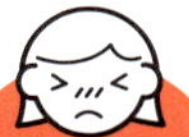

花粉症のおうちケア①屋外対策

外出はできるだけ午前中に

地域やその日の気象条件、季節によって変わりますが、一般的にスギ花粉が多くなる時間帯は、昼前後と日没後です（図表4-11）。そのため、出かけるなら午前中がベストです。

テレビやインターネットで気象情報や花粉情報を入手し、花粉注意報が出ている日は特に慎重に対策しましょう。また、次の４つの条件に該当する日は花粉の飛散量が増すので注意します。

・最高気温が高い日
・雨の翌日で天気がよい日
・風が強い日
・晴天で乾燥している日

図表 4-11　スギ花粉飛散量の日内変動

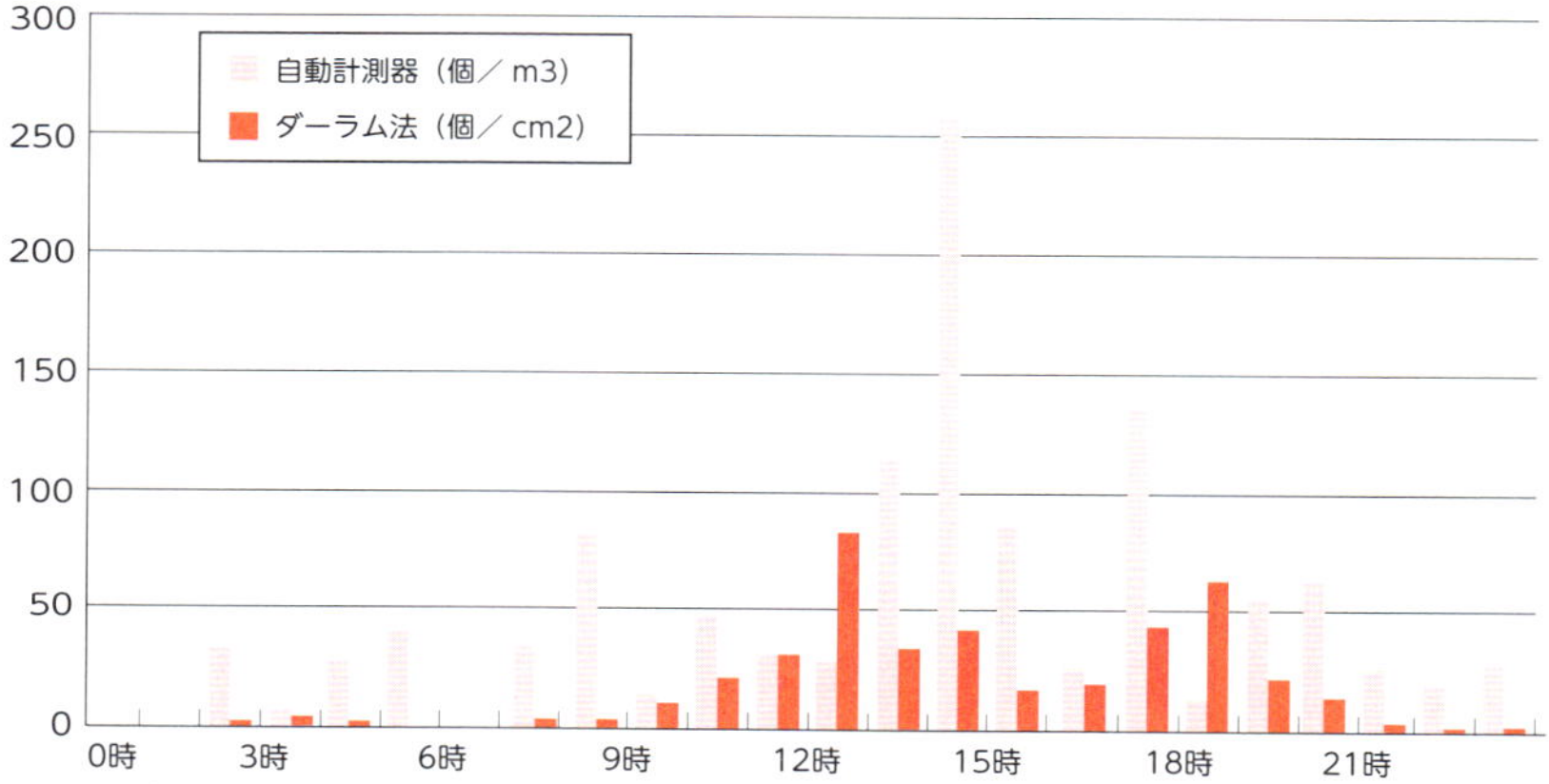

※2011 年 3 月 14 日観測
※ダーラム法はワセリンを塗ったスライドグラスを屋外に 1 日置いて、付着した花粉の個数を顕微鏡で数える方法

出典：環境省「花粉症環境保健マニュアル 2022」（2022 年 3 月改訂版）

メガネやマスクで花粉をブロックする

屋外では、メガネやマスクなどを使用して、鼻や口、目から花粉が侵入するのを防ぎます。**マスクは隙間ができないように肌にフィットするものを選ぶ**ことが大切です。できればメガネも花粉症用の肌に密着するものを選びましょう。最近は子ども向けの花粉症用メガネも販売されています。

目や鼻から侵入する花粉の量は、マスクをすると3分の1～6分の1、メガネをかけると花粉症用は3分の1、普通のものでも3分の2程度まで減らせるというデータがあります。

ウインドブレーカーを羽織って出かけよう

服の素材によって花粉のつきやすさが異なります。おすすめは目の詰まった綿やナイロンなどツルツルとした素材の服です。**ウールなど粗い目の素材は、生地のなかに花粉が入り込みやすいため避けたほうがベターです。**出かける際はウインドブレーカーなどの上着を羽織るといいでしょう。

その他、つばの広い帽子を被ったり、ロングヘアのお子さんは髪を束ねたりして、髪に花粉がつくのを防ぎます。衣服についた花粉は、玄関に入る前に外で払い落とし、なるべく室内に持ち込まない工夫が大切です。ブラシなどを使用して花粉を落とすとより効果的です。

花粉症のおうちケア②室内対策

帰宅後は手洗いやうがいを徹底

外から帰ってきたらすぐに手洗いやうがいをして、鼻をかみましょう。鼻うがいも効果的です。顔にも意外と多くの花粉が付着しているため、洗顔も習慣にできるとベストです。そのままにしておくと、顔に付着した花粉が目や鼻から入ってしまう危険性が高まります。

拭き掃除をこまめにする

外から花粉を持ち込まないようにしているつもりでも完全に防ぐのは不可能で、部屋のなかには花粉が入ってきます。掃除はこまめに行いましょう。

花粉は粒子が大きく、床に堆積していきます。掃除機をかけると花粉が舞い上がってしまうため、花粉の時期は拭き掃除がおすすめです。フローリングワイパーやぞうきんなどを使います。

洗濯物や布団を外に干さない

外に洗濯物や布団を干すと花粉がついてしまうので、花粉シーズンは室内干しや乾燥機などを活用しましょう。

どうしても外に干したいときは、**花粉の飛散量が少ない午前中に干します。**取り込む際はやさしくはたき、花粉を払い落としましょう。強く叩きすぎると、繊維のなかに花粉が入り込んでしまうことがあるため、やさしく振り払うのがポイントです。

カーテンも花粉がたくさん付着しているので、定期的な洗濯を心がけてください。

空気清浄機の活用と部屋の換気

花粉の除去を目的に空気清浄機を活用するのも手です。就寝中もつけておくことで、寝ている間に花粉を吸い込むリスクを減らせます。空気清浄機はウイルスを取り除いてくれるので、花粉症だけでなく風邪予防にも効果的です。空気清浄機は部屋の広さや状況に合わせ、適切な製品を選ぶことが大切です。

窓を開けると外に飛散している花粉が室内に入り込んでしまうため、**換気は短時間にとどめ、窓は小さく開ける**ようにします。部屋の換気は花粉の飛散量が少ない朝か夜がおすすめです。

スキンケアも忘れずに！

乾燥によって目や鼻の粘膜、皮膚のバリア機能が低下すると、花粉による症状が出やすくなります。室内の湿度を高めるなど保湿対策をしましょう。皮膚に炎症が出ている場合は保湿クリームを塗ります。皮膚が荒れていると、そこに花粉がついて症状が悪化する原因になります。

対策のすべてを実行しようとするのは難しいかもしれませんが、無理なくできることからはじめましょう。

Q&A 花粉症に関するよくある質問と回答

Q1 家族全員が花粉症です。子どもに遺伝しますか？

A

花粉症だけでなく、すべてのアレルギー疾患は遺伝する可能性があります。ただ、アレルギー疾患の発症は遺伝要因が半分、環境要因が半分とされています。花粉など、原因となるアレルゲンに触れる機会が少ない環境であれば発症しないこともあります。

そのため、家族全員が花粉症だからといって、お子さんが必ず花粉症になるわけではありません。

Q2 受診するクリニックは小児科で大丈夫ですか？

A

まずは小児科を受診するといいでしょう。小児科の医師であれば、花粉症やほかのアレルギー疾患のお子さんをたくさん診ています。症状が鼻だけの場合は耳鼻科でも構いませんが、目のかゆみなど鼻以外の症状がある場合は、やはり小児科がおすすめです。

スギ花粉の飛散量が増えはじめる2〜3月頃は風邪をひきやすい時期と重なります。花粉症は風邪と症状がよく似ているので、花粉症かどうか判断に迷ったら受診するようにしてください。

一方、「小児科で薬をもらって飲んでいるけど全然よくならない」という場合は、アレルギー科や耳鼻科などの専門医へ相談しましょう。

Q3 0歳で花粉症になることはありますか？

A

花粉症になる子どもは増えていますが、生まれたばかりの乳児は花粉にさらされている期間が少ないため、花粉症になることはないと言われています。花粉症になるのは早くても1〜2歳以降です。

小さいお子さんは自分の症状をうまく伝えることができません。花粉症に似た症状が出ても、ほかのアレルギー疾患の場合もあります。少しでも気になる症状があれば、早めに医療機関を受診しましょう。

Q4 花粉症の薬で気をつけることはありますか？

A どんな薬でも用法・用量を守ることが大切です。個人の判断で用量や回数を変更すると、適切な効果が得られなくなるだけでなく、危険を伴うこともあります。

花粉の飛散量が多い時期に風邪をひくお子さんも多くいますが、風邪薬のなかには花粉症の薬と同じような成分が含まれていることがあります。併用すると過剰に摂取することになるので、飲んでいる薬があれば医師にしっかり伝えましょう。

Q5 薬に頼りたくないのですが、何かいい方法はありますか？

A 花粉症にいいとされる民間療法や健康食品、さまざまな花粉症関連グッズがありますが、アレルギー学会の見解としては、実際に花粉症の症状が改善するという十分なデータを得られているものはなく、ヒノキエキスなどの民間療法も有効と認められたものはないとしています。

ヨーグルトや甜茶《てんちゃ》なども効果は定かではありませんが、健康を損なうほど摂取しなければ問題はないと思います。

ただ、やはり、医療機関を受診して適切な治療を受けることが症状改善の一番の近道です。

Q6 花粉症になると、ほかのアレルギーを発症しやすくなりますか？

A

花粉症を発症しているときは、体がアレルギー反応を起こしやすい状態になっています。そのため、ネコやハウスダストなど普段は症状が出ないアレルゲンに対して、アレルギー反応を起こすことがあります。

また、花粉症を発症するということはアレルギー素因を持っているということなので、体調の変化やストレスなどをきっかけとし、ほかのアレルギーを発症することもあると考えられます。

一定以上の年齢のお子さんであれば、かかりつけの医師に相談のうえ、アレルギー検査をすることで何に対してアレルギーを持っているのかを数値で知ることができます。一度、検査をして把握するのもおすすめです。

おわりに　完璧な育児なんて存在しない！

最後までお読みいただき、誠にありがとうございます。親として、また、医療従事者として、アレルギーにかかわる皆さんの日常が少しでも楽に、そして豊かになるようにとの願いを込めて、この本を執筆しました。

育児はどんなときも喜びでありながら、ときには不安や困難が伴います。アレルギーを持つお子さんを持つことは、さらに心配事を増やすかもしれません。当院の外来では、「こんなことを聞いていいのかわからないのですが……」と質問される方がたくさんいらっしゃいます。

インターネットで調べてみても、自分の子にあてはまるかどうかはわからないですよね。ときに大げさに情報が盛られていることもあって、不安になってしまうこともあります。

自分のことならまだしも、うまくお話ができないお子さんのこととなると、なおさらどうにかしなくてはと思ってしまいます。

しかし、そういう気持ちを抱えているのは、決してあなた一人ではありません。私自身も育児中、わからないことが山ほど出てきて、四苦八苦してきました。


離乳食……食べない！

処方薬……飲ませたら吐くほど泣く！

ハイハイを飛ばして、突然歩き出した！

「肘が外れた」と保育園から電話がかかってきた！

耳鼻科や小児科の予約枠とにらめっこし、無限ループの片付け、寝かしつけに悪戦苦闘！


私はいつまでこんな大変な日々が続くのだろうと思っていました。

でも、いつの間にか乳幼児期は過ぎ、写真を振り返って見て、懐かしく思い出します。もっと気楽に楽しめたらよかったと思いつつ、そのときの自分なりの精一杯をよくがんばったと褒めてみたり……。

「完璧な育児」なんて存在しません。ときには手探りで進むことも育児の一部です。どうか「気負わない育児」を心がけてください。あなたが一生懸命に、そして、愛情を込めて子育てをしていることは、子どもたちにとって最高のプレゼントです。そして、たまには自分自身に対しても優しくして、ひと息つく時間を持つことを忘れないでください。

アレルギー疾患には終わりがありません。年代によってケアのポイントが異なります。寛解したあとも、思春期になっても再発予防のために見守る必要があります。まるで育児のようですね。

長くおつきあいする体質ですから、育児と同様に、緩急をつけて、くたびれないつきあい方をしていってほしいと思います。

この本がアレルギーについての理解を深め、毎日の不安を少しでも軽くするための参考になり、子どもたちとの生活が少しでも明るく、楽しいものとなることを心から願っています。アレルギーを抱えるお子さんとともに、健やかな未来を歩んでいただけるよう、引き続きサポートしていきます。子どもたちがアレルギーに振り回されることなく、たくさん楽しみ、大きく羽ばたいてくれたら、これ以上嬉しいことはありません。これからもあなたを応援しています。

最後に、第1章のアトピー、第2章の食物アレルギーを執筆してくれた吉澤和子医師をはじめ、当院で診療に携わっているすべての医師、看護師、スタッフに感謝します。吉澤先生はインスタグラム（@minnato_dr.kazu）で子育て情報を発信していますので、ぜひ参考にしてください。

また、いつも支えてくれている家族にも、この場を借りて感謝申し上げます。

著者

読者限定特典

専門医ママが教える！
子どものアレルギーケア

本書をご購入いただきまして、誠にありがとうございます。読者の皆様に著者の岸本久美子先生より、「おまけのまめちしき」をプレゼントします。「おまけのまめちしき」では、「いつから離乳食をはじめればいいですか？」「栄養素の不足が心配です」「熱のとき、どこを冷やしたらいいですか？」「赤ちゃん石鹸の卒業のタイミングはいつ？」など、アレルギーの子どもを持つパパ＆ママの素朴な疑問に対して、回答しています。ぜひ参考にしてください。

下記QRコードからダウンロードをお願いします

https://www.kumikokishimoto.com/

※特典は予告なく内容を変更、終了する場合があります

ブックデザイン
bookwall
イラスト
さかたともみ
編集協力
藤森優香

［著者略歴］

岸本久美子（きしもと・くみこ）

東京都豊島区生まれ。2007年、東邦大学医学部卒業。東邦大学医療センター大橋病院呼吸器内科、東芝病院（現・東京品川病院）内科などを経て、2018年に子どもから大人まで切れ目なく一貫した医療を提供するために、ハピコワクリニック五反田（東京都品川区）を開業、院長に就任する。ぜんそくやせき症状、花粉症、アトピー、食物アレルギーに関する専門性の高い治療が評判となり、遠方からも患者さんが訪れる人気クリニックへ成長。2022年には医療法人ハピコワ会を設立し、理事長に就任する。2023年、初の分院となる田町三田駅前内科・呼吸器内科・アレルギー科クリニック（東京都港区）を開設。アレルギー専門医、呼吸器専門医、総合内科専門医、経営学修士（MBA）。日本テレビ『ZIP!』、TBS『ひるおび』『サンデージャパン』などメディア出演多数。

専門医《せんもんい》ママが教《おし》える！
子《こ》どものアレルギーケア

2024年9月1日　初版発行

著　者　岸本久美子

発行者　小早川幸一郎

発　行　株式会社クロスメディア・パブリッシング
〒151-0051 東京都渋谷区千駄ヶ谷4-20-3 東栄神宮外苑ビル
https://www.cm-publishing.co.jp
◎本の内容に関するお問い合わせ先：TEL（03）5413-3140／FAX（03）5413-3141

発　売　株式会社インプレス
〒101-0051 東京都千代田区神田神保町一丁目105番地
◎乱丁本・落丁本などのお問い合わせ先：FAX（03）6837-5023
service@impress.co.jp
※古書店で購入されたものについてはお取り替えできません

印刷・製本　株式会社シナノ

ISBN978-4-295-41008-9　C0077